T. Wiegand, L. Froschauer, C. Lutz

TMS und EMS – Arbeitsbuch Textverständnis

Tim Wiegand, Leon Froschauer, Constantin Lutz

TMS und EMS

Arbeitsbuch
Textverständnis

2. Auflage

ELSEVIER

Elsevier GmbH, Bernhard-Wicki-Str. 5, 80636 München, Deutschland
Wir freuen uns über Ihr Feedback und Ihre Anregungen an kundendienst@elsevier.com

ISBN 978-3-437-41292-9

2. Auflage 2024

Wichtiger Hinweis
Die medizinischen Wissenschaften unterliegen einem sehr schnellen Wissenszuwachs. Der stetige Wandel von Methoden, Wirkstoffen und Erkenntnissen ist allen an diesem Werk Beteiligten bewusst. Sowohl der Verlag als auch die Autorinnen und Autoren und alle, die an der Entstehung dieses Werkes beteiligt waren, haben große Sorgfalt darauf verwandt, dass die Angaben zu Methoden, Anweisungen, Produkten, Anwendungen oder Konzepten dem aktuellen Wissensstand zum Zeitpunkt der Fertigstellung des Werkes entsprechen.
Der Verlag kann jedoch keine Gewähr für Angaben zu Dosierung und Applikationsformen übernehmen. Es sollte stets eine unabhängige und sorgfältige Überprüfung von Diagnosen und Arzneimitteldosierungen sowie möglicher Kontraindikationen erfolgen. Jede Dosierung oder Applikation liegt in der Verantwortung der Anwenderin oder des Anwenders. Die Elsevier GmbH, die Autorinnen und Autoren und alle, die an der Entstehung des Werkes mitgewirkt haben, können keinerlei Haftung in Bezug auf jegliche Verletzung und/oder Schäden an Personen oder Eigentum, im Rahmen von Produkthaftung, Fahrlässigkeit oder anderweitig übernehmen.

Für die Vollständigkeit und Auswahl der aufgeführten Medikamente übernimmt der Verlag keine Gewähr.
Geschützte Warennamen (Warenzeichen) werden in der Regel besonders kenntlich gemacht (®). Aus dem Fehlen eines solchen Hinweises kann jedoch nicht automatisch geschlossen werden, dass es sich um einen freien Warennamen handelt.

Bibliografische Information der Deutschen Nationalbibliothek
Die Deutsche Nationalbibliothek verzeichnet diese Publikation in der Deutschen Nationalbibliografie; detaillierte bibliografische Daten sind im Internet über https://www.dnb.de abrufbar.

24 25 26 27 28 5 4 3 2 1

In ihren Veröffentlichungen verfolgt die Elsevier GmbH das Ziel, genderneutrale Formulierungen für Personengruppen zu verwenden. Um jedoch den Textfluss nicht zu stören sowie die gestalterische Freiheit nicht einzuschränken, wurden bisweilen Kompromisse eingegangen. Selbstverständlich sind **immer alle Geschlechter** gemeint.

Planung: Veronika Rojacher, München
Projektmanagement: Elisabeth Märtz, München
Redaktion und Herstellung: Hildegard Graf, Germering
Datenaufbereitung: abavo GmbH, Buchloe
Satz: STRAIVE, Puducherry/Indien
Druck und Bindung: Drukarnia Dimograf Sp. z o. o., Bielsko-Biała/Polen
Umschlaggestaltung: Stefan Hilden, HildenDesign.de; SpieszDesign, Neu-Ulm
Covermotiv: © HildenDesign unter Verwendung eines Motivs von Shutterstock.com/Dejan Kevresan

Aktuelle Informationen finden Sie im Internet unter **www.elsevier.de**

Inhaltsverzeichnis

Die Aufgabengruppe *Textverständnis*

Dieses Arbeitsbuch beinhaltet Übungsaufgaben zur Aufgabengruppe *Textverständnis* für den TMS in Deutschland und den EMS in der Schweiz. Insgesamt 192 originalgetreue Übungsaufgaben in Form von acht kompletten Simulationen können in diesem Arbeitsbuch bearbeitet werden. Die Aufgabengruppe *Textverständnis* ist ein Teilbereich des TMS/EMS, der sich gut üben lässt. Hierbei werden in erster Linie deine Auffassungsgabe, Umgang mit neuen naturwissenschaftlichen Inhalten und Merkfähigkeit abgeprüft.

Für *Textverständnis* hast du im TMS 60 Minuten Zeit, um 24 Aufgaben zu lösen. Im EMS hast du 50 Minuten Bearbeitungszeit für insgesamt 20 Aufgaben. Bei jeder Aufgabe sind die Antwortmöglichkeiten A, B, C, D und E gegeben, von denen jeweils immer nur eine Antwort korrekt ist. Da für falsche Antworten keine Punkte abgezogen werden, solltest du immer eine Antwortmöglichkeit ankreuzen – auch, wenn du dir unsicher bist.

Im Unterschied zur Aufgabengruppe *Medizinisch-naturwissenschaftliches Grundverständ-nis* wird beim *Textverständnis* nicht ein kurzer Text pro Aufgabe präsentiert, sondern insgesamt 4 längere Texte, zu denen jeweils 6 Aufgaben beantwortet werden sollen. Alle Aufgaben können hierbei durch sorgfältiges Lesen der Texte beantwortet werden. Vorwissen ist **nicht** notwendig. Ein gewisses Verständnis bzw. eine Affinität für medizinisch-naturwissenschaftliche Sachverhalte sind aber durchaus hilfreich.

Es kann sinnvoll sein, sich zunächst die Fragen durchzulesen, bevor man mit dem Lesen des Textes beginnt. Dies hat den Vorteil, dass man sich beim Lesen des Textes auf relevante Informationen konzentrieren kann. Da zu jedem Text sechs Fragen gestellt werden, ergibt sich jedoch die Schwierigkeit, sich alle Informationen der Fragen zu merken. Daher empfehlen wir eher, direkt die Texte konzentriert durchzuarbeiten, um bei Bedarf einzelne Stellen erneut nachzulesen. Die präferierte Herangehensweise ist aber von Person zu Person unterschiedlich und sollte durch Üben und Ausprobieren erarbeitet werden.

Beim Lesen der Texte ist es besonders wichtig, Informationen zu strukturieren und Inhalte zu verknüpfen. Daher ist zu empfehlen, sich bereits während des Lesens wichtige Begriffe zu markieren und ggf. Notizen und Skizzen zu erstellen. Insbesondere ein Überblick zu Beziehungen und Abhängigkeiten lässt sich schnell grafisch aufbereiten. Sorgfältig sollte auch die genaue Formulierung der Antwortmöglichkeiten gelesen werden, da hier häufig versucht wird, Dich auf die falsche Fährte zu locken.

In unserem Kursbuch gehen wir noch tiefer auf die Bearbeitungsstrategien der jeweiligen Aufgabentypen sowie auf den TMS und EMS im Allgemeinen ein. Für ein umfangreiches Verständnis lohnt es sich, unser Kursbuch genau durchzulesen.

Wir wünschen dir viel Spaß bei der Bearbeitung der Übungsaufgaben, hohe Resilienz, langes Durchhaltevermögen und natürlich viel Erfolg beim Test!

HIER GEHT'S ZUM STRATEGIEVIDEO

Dieses Arbeitsbuch bietet auch ein Video mit einem Überblick über die Aufgabengruppe, Bearbeitungsstrategien und Beispielen – bequem zu erreichen über diesen QR-Code:

https://else4.de/b5u

TMS-ERFAHRUNGSBERICHTE

Wir haben einige interessante Erfahrungsberichte zum TMS gesammelt. Hier erfährst du, wie es anderen in deiner Situation ergangen ist, denn dein Traum vom Studienplatz soll Wirklichkeit werden – und hier liest du, wie das funktionieren kann!

Prozentrang 100, das hat der Autor der Simulation, Christian Plumeyer, geschafft:

https://else4.de/vk9

Noch vor dem Studium in die Forschung? Das hat Tim Wiegand, Autor des Kompendiums, erlebt:

https://else4.de/94q

Gute Struktur und Organisation – die Schlüssel zum TMS-Erfolg:

https://else4.de/5gw

4 Schritte zum TMS:

https://else4.de/lgk

Weitere informative und motivierende Blogbeiträge von TMS-Teilnehmerinnen und -Teilnehmern findest du fortlaufend hier:

https://else4.de/oux

Berichte auch du von deinen Erfahrungen !

Wir freuen uns über jeden Hinweis, jede kreative Idee und natürlich auf dich! Wir wären sehr dankbar, wenn du dir fünf Minuten Zeit nehmen würdest, um an dieser kleinen Umfrage teilzunehmen. Wenn du zukünftig Interesse hast an einer Zusammenarbeit, geht's ebenso hier lang:

https://else4.de/8gs

KAPITEL

1 Aufgaben

TMS 4 Texte, 24 Aufgaben, 60 Minuten
EMS 3 Texte, 18 Aufgaben, 45 Minuten

Übungsset 1

Beantworten Sie die Fragen zu folgenden naturwissenschaftlichen Texten.
(TMS: 60 Min. für 4 Texte, EMS: 45 Min. für 3 Texte)

Text 1:

[...] Weiter unterteilt wird das Langzeitgedächtnis in ein non-deklaratives, implizites Gedächtnis sowie ein deklaratives, explizites Gedächtnis. Ersteres umfasst Lernprozesse, die ohne eine Bewusstmachung des Lernprozesses verarbeitet werden. Dazu zählen perzeptuelles und prozedurales Lernen sowie Konditionierung und Priming. Unter dem perzeptuellen Gedächtnis versteht man ein erleichtertes Erinnern von ähnlichen erlebten oder früher bereits wahrgenommenen Reizen. Beispielsweise lässt sich normalerweise jeder Apfel einwandfrei als ein solcher identifizieren, obwohl man nicht alle Äpfel der Welt gesehen hat. Konditionierung beruht auf assoziativen Lernprozessen, bei denen zwei Reize miteinander verknüpft werden, z. B. Training mit Belohnung oder Strafe bei Nichteinhalten. Prozedurales Gedächtnis umfasst motorische Fähigkeiten und definierte Handlungsabläufe. Auch dieses Gedächtnis läuft unbewusst ab. Einmal gelernt, kann man vermutlich immer Fahrradfahren, und zwar ohne sich bewusst an die einzelnen Teilschritte erinnern zu müssen; im Gegenteil, dies würde es sogar erheblich erschweren. Priming oder „Bahnung" beschreibt, wie Erlebtes durch Gelerntes in eine „Richtung gedrückt" wird. Sieht man zufällig eine kleine Zahl und muss danach eine Schätzung bspw. zu einer Menge abgeben, wird die Schätzung kleiner ausfallen.

Genannten Formen ggü. steht das deklarative, explizite Gedächtnis, bei dem Lernprozesse durch bewusste Aufnahme von Informationen erfolgen, die auch bewusst und aktiv wieder abgefragt werden können. Hier unterscheidet man erneut das episodische Gedächtnis: Persönliche Erfahrungen werden autobiographisch gespeichert, und das semantische Gedächtnis: Abspeichern von Fakten, zu denen wir keinen persönlichen Bezug haben („Allgemeinwissen").

Gedächtnisinhalte sind zu einem gewissen Grad räumlich getrennt. Der Hippocampus ist z. B. in erster Linie für deklarative Gedächtnisinhalte zuständig, weniger für non-deklarative. Außerdem ist eine gewisse Hemisphärendominanz (Lateralisierung) feststellbar. So werden verbale Gedächtnisinhalte in der Hippocampus-Formation der dominanten Hemisphäre verarbeitet. Das ist wenig überraschend, da sich auch das motorische und sensorische Sprachzentrum in dieser Hemisphäre befinden.

Als Konsolidierung bezeichnet man die Überführung von Wissen vom Arbeits- ins Langzeitgedächtnis. Sie beruht auf der perseverierenden Aktivität von Neuronenverbänden, die die Ausbildung permanenter Gedächtnisspuren fördert (betrifft v. a. das semantische Gedächtnis, aber auch Bewegungen). Morphologische Basis dessen sind Synapsen (inkl. dendritischer Dornen), die vermehrt gebildet werden sowie eine erhöhte Neurotransmitter-Ausschüttung. Jedoch ist die Konsolidierung störanfällig. Ablenkung bzw. Vermischung mit anderen Inhalten verwischt die Gedächtnisspuren und reduziert die Gedächtnisleistung. Sie funktioniert daher besonders gut im Schlaf, da die Störfaktoren hier auf ein Minimum reduziert sind. Konsolidierung als eigentlicher Lernprozess geschieht damit auf zellulärer Ebene. Die Änderungen neuronaler Strukturen, in Abhängigkeit von der Aktivität dieser Strukturen, bezeichnet man auch als neuronale Plastizität. Die Volumenvergrößerung bestimmter Hirnareale durch intensives Üben ist eine Folge neuronaler Plastizität.

Ein Beispiel für gestörte Lernprozesse ist das Korsakow-Syndrom. Hierbei handelt es sich um eine Form der Amnesie, die im Rahmen von Alkoholabusus auftreten kann. Neben ausgeprägten Orientierungsstörungen sowie Störungen der Frontalhirnfunktion liegt eine anterograde und retrograde Amnesie vor. Die vorhandenen Gedächtnislücken werden von den Betroffenen unbewusst mit erfundenen, objektiv falschen Inhalten gefüllt. Die Betroffenen halten diese Inhalte für wahr, auch wenn die gleiche Lücke jedes Mal mit einem anderen Inhalt gefüllt wird (Konfabulation).

1. Welche Aussage zu Gedächtnisformen trifft zu?

   A) Bei impliziten Gedächtnisvorgängen erfolgt eine Bewusstmachung des Lernprozesses.
   B) Priming ist eine Form des deklarativen Gedächtnisses.
   C) Belohnung und Strafe sind zentrale Elemente des prozeduralen Lernens.
   D) Das episodische Gedächtnis speichert Bewegungsabläufe.
   E) Der Begriff „Allgemeinwissen“ kann stellvertretend für semantisches Gedächtnis verwendet werden.

2. Welche der folgenden Aussagen lässt sich oder lassen sich aus den Inhalten des Textes ableiten?

   I. Der Hippocampus ist in erster Linie für das explizite Gedächtnis zuständig.
   II. Die Lateralisierung des Hippocampus unterscheidet sich meist von der des Großhirns.
   III. Neuronale Plastizität beschreibt die Neubildung von Synapsen, aber auch lokale Volumenzunahmen des Gehirns.
   IV. Die Konfabulation ist ein Symptom des Korsakow-Syndroms.

   A) Jede der Aussagen.
   B) Aussagen III und IV.
   C) Aussagen I und II.
   D) Aussagen I, III und IV.
   E) Aussagen II und IV.

3. Welche der folgenden Aussagen lässt sich oder lassen sich aus den Inhalten des Textes ableiten?

   I. Das sensorische Sprachzentrum befindet sich normalerweise in einer anderen Hemisphäre als das motorische.
   II. Von Konsolidierung spricht man nur bei expliziten Lernprozessen.
   III. Konsolidierung erfolgt in erster Linie noch während des Lernprozesses.

   A) Keine der Aussagen.
   B) Nur Aussage I.
   C) Nur Aussage II.
   D) Nur Aussage III.
   E) Aussagen II und III.

4. Das Korsakow-Syndrom ...

   A) ... tritt nur und immer nach Alkohol-Konsum auf.
   B) ... führt aufgrund einer Beeinträchtigung des Frontalhirns zu Orientierungsstörungen.
   C) ... führt zu unfreiwilligem „Lügen“.
   D) ... betrifft nur den Hippocampus.
   E) ... ist nur durch anterograde Amnesie geprägt.

5. Welche Form des Gedächtnisses ist NICHT non-deklarativ?

   A) Das prozedurale Gedächtnis.
   B) Priming.
   C) Das episodische Gedächtnis.
   D) Konditionierung.
   E) Das perzeptuelle Gedächtnis.

6. Welche Aussage lässt sich aus den Inhalten des Textes ableiten?

   A) Belohnung und Strafe erfolgen immer bewusst.
   B) Das Lernen für eine Prüfung erfolgt v. a. explizit.
   C) Die „Gedächtnisspuren“ des Langzeitgedächtnisses persistieren (außer bei Demenz-Erkrankungen o. ä.) für immer.
   D) Bei bewussten Lernprozessen ist Bestrafung sinnvoll.
   E) Konsolidierung findet auf molekularer Ebene statt.

Text 2:

Die Kontraktion der Herzmuskulatur erfolgt durch autochtone Innervation sowie Modulationen durch das vegetative Nervensystem, das die Herztätigkeit den verschiedenen physiologischen Anforderungen anpasst. Anders als bei der Arbeitsmuskulatur haben die Schrittmacherzellen des Herzens kein stabiles Ruhemembranpotenzial, sondern spontane diastolische Depolarisationen, die durch endogene HCN-Kationenkanäle (hyperpolarization-activated, cyclic nucleotide-gated cation channels; HCN) generiert werden. Die Steilheit der diastolischen Depolarisation bestimmt dabei die Frequenz der Schrittmacherzellen und unterliegt dem beschriebenen Einfluss des vegetativen Nervensystems. Das autochtone Reizleitungssystem des Herzens besteht aus modifiziertem Herzmuskelgewebe, nicht aus Nervenzellen. Es gliedert sich sowohl funktionell als auch morphologisch in fünf Untereinheiten, an deren Beginn der Sinus-Knoten (Keith-Flack-Knoten) steht. Bei ihm handelt es sich um das übergeordnete Schrittmacherzentrum in der Crista terminalis. Er liefert die höchste Herzfrequenz mit 60–80 Schlägen pro Minute. Fehlfunktionen des Sinus-Knotens führen meist du Bradykardie.

Der AV-Knoten (Aschoff-Tawara-Knoten) ist dem Sinus-Knoten nachgeschaltet; er kann „übernehmen", wenn der Sinus-Knoten ausgefallen oder die Weiterleitung zum AV-Knoten blockiert ist. Er bewirkt 40–60 Herzkontraktionen pro Minute. Eine minimale Verzögerung der Erregungsleitung in die Ventrikel bewirkt, dass die Ventrikel ausreichend Zeit für diastolische Befüllung haben. Der AV-Knoten liegt im Koch-Dreieck zwischen dem Ansatz des septalen Segels der Trikuspidalklappe, der Todaro-Sehne (Verlängerung der Valvula vena cava inferioris) und dem Ostium des Sinus coronarius.

Erkrankungen des AV-Knotens gehören zu den häufigsten Ursachen von Herzrhythmusstörungen. Eine Blockierung der atrioventrikulären Erregungsleitung (AV-Block) mit verzögerter oder ausbleibender Kammerregung als Folge führt zu einem gestörten Rhythmus oder Bradykardie. Solche Fehlfunktionen sind jedoch durch künstliche Herzschrittmacher behandelbar.

Das HIS-Bündel (Fasciculus atrioventricularis) folgt auf den AV-Knoten und durchbricht als einzige elektrisch leitende Verbindung das Trigonum fibrosum dextrum (einzige Brücke zwischen Myokard der Vorhöfe und Ventrikel). Es besitzt ebenfalls Schrittmacheraktivität und bewirkt 20–40 Schläge pro Minute. Generell kommen untergeordnete Systeme bei Intaktheit der übergeordneten Systeme nicht zum Tragen, da die übergeordneten Systeme eine höhere Frequenz aufweisen.

Die vierte Instanz bilden die beiden Tawara-Schenkel (Kammerschenkel), die durch eine Aufspaltung des HIS-Bündels entstehen. Der rechte Schenkel (Crus dextrum) verläuft zunächst im Septum interventriculare und zieht dann über die Trabecula septomarginalis zum vorderen Papillarmuskel. Das Crus sinistrum zweigt sich zunächst nahezu rechtwinklig vom HIS-Bündel ab und teilt sich in drei Faszikel auf, die zum Septum, zum Apex und den Papillarmuskeln verlaufen.

Als fünfte und finale Instanz gelten die Purkinje-Fasern (Rami subendocardiales), die die terminalen, in der Tela subendocardialis verlaufenden Enden der Tawara-Schenkel darstellen und in das Myokard übergehen. Tawara-Schenkel mit Purkinje-Fasern besitzen keine Schrittmacheraktivität.

Wie bereits beschrieben, wird die autonome Herzaktivität durch das vegetative Nervensystem an die Beanspruchung des Gesamtorganismus angepasst. Eine Aktivierung des Sympathikus steigert die Herzleistung, eine Aktivierung des Parasympathikus mindert die Herzleistung. Die vegetativen Nervenfasern strahlen hierzu in den Plexus cardiacus ein, der sich mit einem oberflächlichen und einem tiefen Anteil auf beiden Seiten des Aortenbogens und des Truncus pulmonalis erstreckt. Er setzt sich als Plexus aorticus thoracicus fort und steht beidseitig mit dem Plexus pulmonalis in Verbindung. Die sympathischen Fasern erhält der Plexus aus dem Truncus sympathicus. Die parasympathischen Fasern erhält der Plexus cardiacus über die Nervi vagi. Die Umschaltung von prä- auf postganglionär erfolgt in den Ganglia cardiaca.

7. Welche Kombination der folgenden Aussagen ist korrekt?

I. Die Arbeitsmuskulatur verfügt über ein stabiles Ruhemembranpotenzial.
II. Depolarisationen finden während der Systole statt.
III. Das autochtone Herz-Erregungssystem ist vegetativ.
IV. Die Tawara-Schenkel verfügen über keine Schrittmacher-Funktion.

A) Aussagen I und II.
B) Aussagen II und IV.
C) Aussagen I und IV.
D) Aussagen I, II und III.
E) Aussagen III und IV.

8. Welche Aussage trifft zu?

A) Der AV-Knoten liegt in der Todaro-Sehne.
B) Die Schrittmacherwirkung des HIS-Bündels fällt erst nach Ausfall des Sinus- und des AV-Knotens ins Gewicht.
C) Es existieren üblicherweise drei Tawara-Schenkel.
D) Bei einem Horrorfilm überwiegt der Parasympathikus.
E) Der Plexus cardiacus beeinflusst die Herzfrequenz nicht.

9. Welche der folgenden Aussagen lässt sich oder lassen sich aus den Inhalten des Textes ableiten?

I. Das Erregungssystem des Herzens besteht aus Neuronen.
II. Das Crus dextrum des HIS-Bündels läuft über die Trabecula septomarginalis zum hinteren Papillarmuskel.
III. Der Nervus vagus ist ein parasympathischer Nerv.
IV. In den Ganglia cardiaca erfolgt eine Umschaltung von sympathisch auf parasympathisch.

A) Nur Aussage II.
B) Nur Aussage III.
C) Aussagen I und IV.
D) Aussagen II und III.
E) Aussagen II und IV.

10. Welche der Aussagen ist korrekt?

A) Eine Beschädigung der Crista terminalis führt am ehesten zu Bradykardie.
B) Bei HNC handelt es sich um Ionen-Kanäle.
C) Zwischen einer Erregung des Sinus- und des AV-Knotens liegt ein kurzes Zeitintervall zur Befüllung der Vorhöfe.
D) Ein AV-Block ist ein besonderer Herzschrittmacher.
E) Bei der Trikuspidalklappe handelt es sich um eine Taschenklappe.

11. Welche Zuordnung trifft zu?

A) Purkinje-Fasern – sympathisch
B) Tawara-Schenkel – Koch-Dreieck
C) Sinus-Knoten – Herzfrequenz von 40–60 Schlägen/Minute
D) HIS-Bündel – Durchbruch durch das Trigonum fibrosum dextrum
E) HIS-Bündel – vorletzte Instanz der Erregungsleitung

12. Welche Aussage trifft zu?

A) Das Crus sinistrum des Tawara-Schenkels teilt sich weiter in Faszikel auf.
B) Die Purkinje-Fasern liegen in der Tela subendocardialis.
C) Der Plexus cardiacus besteht aus modifizierten Herzmuskelzellen.
D) Der Truncus sympathicus wird auch als Fasciculus atrioventricularis bezeichnet.
E) Nur zwei der fünf kardialen Erregungsinstanzen besitzen Schrittmacheraktivität.

Text 3:
Schon makroskopisch erkennt man die Gliederung des Pankreas in 1–3 mm große rundliche Läppchen durch die Bindegewebssepten der Capsula fibrosa. In den Septen verlaufen Blut- und Lymphgefäße sowie Nerven, die das Parenchym ernähren. Jedes der Drüsenläppchen besteht aus zahlreichen epithelialen Azini, deren keilförmige Zellen im apikalen Zytoplasma sekretorische Granula mit inaktiven Vorstufen zahlreicher Enzyme enthalten. Die Verdauungsenzyme werden erst außerhalb Pankreas aktiviert. Andernfalls kann es zu einer akuten Pankreatitis kommen, bei der die aktivierten Enzyme das Pankreasparenchym angreifen. Durch Freisetzung von Entzündungsmediatoren kommt es zu einem erhöhten Austritt von Flüssigkeit aus dem Gefäßsystem mit der Gefahr eines hypovolämischen Schocks. Charakteristisch sind bohrende Schmerzen, Übelkeit, Erbrechen, Meteorismus (Blähbauch) und erhöhte Amylase- und Lipase-Werte im Serum. Die Behandlung erfolgt durch Gabe von Schmerzmitteln und paraenteraler Gabe (d. h. unter Umgehung des Gastro-Intestinal-Trakts) von Flüssigkeit.
Je 2–4 Azini sind über ein Schaltstück an ein gemeinsames Ausführungssystem angeschlossen. Die Schaltstücke sind von einschichtigem platten bis isoprismatischen Epithel ausgekleidet und wölben sich in das Lumen eines Azinus vor (zentroazinäre Schaltstückzellen). Mehrere Schaltstücke vereinigen sich zu intralobulären Ausführungsgängen, in denen Bikarbonat sezerniert wird. Diese schließen sich in den Bindegewebssepten zu interlobulären Ausführungsgängen und schließlich zu den Ductus pancreaticus major und minor zusammen.
Mutationen in dem CFTR-(Cystic Fibrosis Transmembrane Conductance Regulator)-kodierenden Gen, wie sie bei Patienten mit Mukoviszidose (zystischer Fibrose) vorkommen, verringern die Leitfähigkeit von CFTR, einem ATP-abhängigen Chloridkanal im Pankreas, sodass wesentlich weniger Chlorid und damit weniger Wasser in das Drüsenlumen gelangt. Chlorid kann nicht ausreichend gegen Bikarbonat ausgetauscht werden, was für eine Neutralisierung des Duodenalinhalts nötig wäre. Zudem wird die Pankreaslipase im Sauren inaktiv. Dadurch können Neutralfette nicht mehr gespalten werden und es kommt zu einer Steatorrhoe (übelriechende Fettstühle). Zudem führt Mukoviszidose zu fortschreitender Verstopfung bis hin zu einer Pankreasinsuffizienz. Analoge Entwicklungen finden auch im Bronchialbaum statt.
Neben beschriebener exokriner Funktion ist das Pankreas auch ein endokrines Organ. Aus den Epithelzellen der Ausführungsgänge wachsen ab der 7. Entwicklungswoche Epithelzellen aus und schließen sich zu Aggregaten, den Langerhans-Inseln, zusammen. Diese produzieren Hormone wie Insulin oder dessen Antagonisten Glukagon. Ein Erwachsener verfügt etwa über eine Million dieser Inseln, wobei die meisten in der Cauda pancreatis lokalisiert sind. Bei Diabetes mellitus ist der Blutzuckerspiegel erhöht, da zu wenig Insulin von den B-Zellen produziert wird. Bei der Typ-I-Form des Diabetes handelt es sich um eine absolute Insuffizienz der B-Zellen, bei Typ II um eine relative Insuffizienz, da periphere Zellen insulinresistent werden. Symptomatisch sind neben der Hyperglykämie (erhöhter Blutzuckerspiegel), ein erhöhtes Durstgefühl, häufiger Harndrang (Polyurie) und Glukosurie. Bei Typ I ist eine Substitution von Insulin nötig, bei Typ II andere Therapieoptionen (orale Antidiabetika etc.).

13. Welche der Aussagen ist korrekt?

A) Das Pankreas besteht makroskopisch aus 1–3 Läppchen.
B) Die Capsula fibrosa besteht aus Epithelgewebe.
C) Insulin wird v. a. im Caput pancreatis produziert.
D) Die Pankreaslipase arbeitet nur im Neutralen/Basischen.
E) Einem Insulin-Mangel kann prinzipiell durch Glukagon-Zuführung entgegengewirkt werden.

14. Welche Aussage kann aus dem Text abgeleitet werden?

A) Insulin wird exokrin sezerniert.
B) Glukagon spielt keine Rolle bei Diabetes mellitus (Typ I und II).
C) Geht man davon aus, dass Zytokeratin das Intermediärfilament von Epithelgewebe ist, besitzen Azini Zytokeratin.
D) CFTR ist eine Erbkrankheit.
E) Exokrin ist das Gegenteil von endokrin.

15. Welche der folgenden Aussagen lässt sich oder lassen sich aus den Inhalten des Textes ableiten?

I. Das Pankreas produziert Sekretin.
II. Die Bronchien besitzen ATP-abhängige Natrium-Kanäle.
III. Der Duodenalinhalt wird durch basische Pankreassekrete neutralisiert.
IV. Schaltstücke sezernieren Bikarbonat.

A) Nur Aussage I.
B) Nur Aussage II.
C) Nur Aussage III.
D) Nur Aussage IV.
E) Keine der Aussagen.

16. Diabetes mellitus ...

A) ... Typ II ist durch eine Zerstörung von Langerhans-Inseln gekennzeichnet.
B) ... Typ I ist als einzige Form durch eine Insuffizienz der B-Zellen geprägt.
C) ... Typ II lässt sich durch Glukosurie von der zystischen Fibrose abgrenzen.
D) ... Typ I und II sind heute heilbar.
E) ... Typ II ist streng genommen eine Autoimmunkrankheit.

17. Welche Aussage trifft zu?

A) Insulin erhöht den Blutzuckerspiegel.
B) Werden die Pankreas-Enzyme auch außerhalb des Pankreas aktiv, kann es zu Entzündungen kommen.
C) Ein hypovolämischer Schock geht meist mit einem eingefallenen Bauch einher.
D) Eine Steatorrhoe entsteht durch eine überaktive Pankreaslipase.
E) Intralobuläre Ausführungsgänge folgen im Pankreas direkt auf Schaltstücke.

18. Welche der folgenden Aussagen lässt sich oder lassen sich aus den Inhalten des Textes ableiten?

I. Neutralfette werden im Duodenum gespalten.
II. Das Pankreas schützt sich durch Bikarbonat vor der Wirkung der eigenen Enzyme.
III. Erhöhte Amylase-Werte im Urin deuten auf eine Pankreatitis hin.
IV. Parenteral zugeführte Medikamente wirken nicht gegen die zystische Fibrose.

A) Aussagen I und II.
B) Aussagen II und III.
C) Aussagen III und IV.
D) Nur Aussage I.
E) Nur Aussage II.

Text 4:

Das Komplementsystem repräsentiert den humoralen Teil der unspezifischen Immunantwort. Es setzt sich aus ca. 30 verschiedenen Plasmaproteinen (Komplementfaktoren) zusammen, die überwiegend von den Hepatozyten synthetisiert und freigesetzt werden. Es handelt sich um Proteine, die als inaktive Vorstufen im Blut zirkulieren und drei wichtige Funktionen erfüllen: Direkte Abwehr von Erregern (Membranangriffskomplex), Erleichterung der Phagozytose durch Opsonierung, Verstärkung der Entzündungsreaktion durch Chemotaxis mit Steigerung der Gefäßpermeabilität. Ihre Aktivierung erfolgt kaskadenartig. Sie können dabei über vier verschiedene Wege aktiviert werden: Den klassischen Weg, den alternativen Weg, den Lektinweg und den CRP-Weg. Trotz unterschiedlicher Aktivierungswege kommt es letztendlich auf allen Wegen zur Bildung einer C3-Konvertase. Die verschiedenen Wege fusionieren in einer gemeinsamen Endstrecke.

Zu Beginn des klassischen Aktivierungswegs bindet ein Antikörper an ein Antigen. An den Fc-Teil des Antikörpers bindet anschließend Komplement-Protein C1. Dieses spaltet die Proteine C2 und C4, wobei aus C2 C2a und C2b gebildet werden, aus C4 dementsprechend C4a und C4b. C4b und C2a lagern sich zusammen und bilden die C3-Kovertase (= C4bC2a).

Viele Bakterien exponieren an ihrer Oberfläche verschiedene Mannose-haltige Membranbestandteile. Mannose-bindendes Lektin (MBL) beispielsweise, gehört zu den Akute-Phase-Proteinen und bindet an Mannose. Hierdurch aktiviert es die Serin-Proteasen MASP1 und 2 mit ähnlicher Funktion wie C1. Der Komplex ist jedoch zunächst inaktiv. Das komplexierte MBL bindet an die Pathogenoberfläche, was eine Aktivierung von MASP2 zur Folge hat. MASP2 spaltet C2 und C4 analog zum klassischen Weg. Es entsteht die C3-Konvertase aus C4b und C2a.

Im Rahmen des alternativen Aktivierungswegs entsteht C3b entweder durch spontane Hydrolyse aus C3 oder durch den klassischen- oder Lektinweg. Faktor B, ein zirkulierendes Plasmaprotein, bindet daraufhin an C3b. Ein weiterer Faktor D spaltet den gebundenen Faktor B in Faktor Ba und Faktor Bb. Der Komplex aus C3b und Bb bildet die C3-Konvertase (= C3bBb).

Beim CRP-Weg bindet das C-reaktive Protein (CRP) die Polysaccharide vieler Bakterien und rekrutiert C1a. Auch auf diese Weise wird Antikörper-unabhängig der klassische Weg aktiviert. Ausgehend von einer Bindung des CRPs kann aber auch C3b gebildet und damit eine Opsonierung eingeleitet werden. Kurz nach dem Einsetzen einer Infektion produzieren und sezernieren Hepatozyten bestimmte Serumproteine wie CRP oder C3 in großen Mengen. Da CRP am stärksten akut steigt, wird es in der Labormedizin als Indikator entzündlicher Prozesse eingesetzt. Die Peptidfragmente C3a und C5a wirken als Entzündungsmediatoren. Sie locken Makrophagen und Neutrophile an, sind also Chemokine. Indem sie die Histaminfreisetzung auslösen, werden sie als Anaphylatoxine bezeichnet.

Die beschriebenen Reaktionswege münden in einer gemeinsamen Endstrecke. Die C3-Konvertase spaltet C3 in C3a und C3b. Durch Bindung von C3b an die C3-Konvertase der verschiedenen Wege entsteht eine sog. C5-Konvertase (klassischer und Lektinweg: C4b2a3b; alternativer Weg: C3bBb). Es folgt die Spaltung von C5 durch C5-Konvertase in C5a und C5b. Schließlich kommt es zur Bildung eines Membranangriffskomplexes (MAC): Faktoren C6–9 verbinden sich mit C5b zum MAC. Der MAC lysiert die pathogene Zelle.

19. Welche Aussage trifft zu?

A) C4a bildet eine C3-Konvertase.
B) Bb bildet eine C5-Konvertase über den alternativen Weg.
C) CRP kann opsonieren.
D) Bei MBL handelt es sich um eine Serin-Protease.
E) MASP2 wird u. a. durch Mannose gebildet.

20. Welche Aussage trifft zu?

A) Antigene verfügen über einen Fc-Teil.
B) Bei Faktor B handelt es sich um ein Plasmaprotein.
C) Über Lektin-Weg entsteht keine C3-Konvertase.
D) Es existieren rund 30 Komplementfaktoren (C1–C30).
E) Der Membranangriffskomplex opsoniert pathogene Zellen.

21. Welche der folgenden Aussagen lässt sich oder lassen sich aus den Inhalten des Textes ableiten?

I. Das C-reaktive Protein kann an Mehrfachzucker (Polysaccharide) binden.
II. C3b gilt als Anaphylatoxin.
III. C1 wird am ehesten von Hepatozyten produziert.
IV. Ein hoher CRP-Wert deutet auf eine Entzündung hin.

A) Jede der Aussagen.
B) Aussagen I, II und IV.
C) Aussagen I und III.
D) Aussagen II und IV.
E) Aussagen I, III und IV.

22. Welche der folgenden Aussagen lässt sich oder lassen sich aus den Inhalten des Textes ableiten?

I. Anders als MASP2 wird C1 nicht sofort aktiv.
II. Makrophagen sind Chemokine.
III. Faktor D wird durch Faktor B gespalten.
IV. C1 spaltet C4 in C4a und C4b.

A) Keine der Aussagen.
B) Nur Aussage I.
C) Nur Aussage II.
D) Nur Aussage III.
E) Nur Aussage IV.

23. Die C3-Konvertase ...

A) ... kann aus insgesamt vier verschiedenen Komplementfaktoren oder Serumproteinen gebildet werden.
B) ... spaltet C5.
C) ... ist Teil des MACs.
D) ... spaltet Faktor B.
E) ... kann das C-reaktive Protein enthalten.

24. Welche der Aussagen ist korrekt?

A) C3a und C3b locken Makrophagen an.
B) C4aC2b ist eine C3-Konvertase.
C) C3b kann auch durch induzierte Hydrolyse entstehen.
D) Das durch die C5-Konvertase gebildete C5b ist Teil des MACs.
E) Bakterienzellmembranen enthalten häufig Maltose.

Übungsset 2

Beantworten Sie die Fragen zu folgenden naturwissenschaftlichen Texten.
(TMS: 60 Min. für 4 Texte, EMS: 45 Min. für 3 Texte)

Text 1:
Das Peritoneum ist die seröse Haut der innerhalb von Bauch- und Beckenraum gelegenen Peritonealhöhle, wobei man entsprechend der serösen Häute ein Peritoneum viscerale und parietale unterscheidet. Durch die besondere Anordnung vieler Organe mit wechselndem Füllungszustand in der Bauchhöhle ist deren Verschieblichkeit gegeneinander besonders wichtig. Sie wird durch die als Transsudat entstehende Peritonealflüssigkeit gewährleistet. Eine pathologisch erhöhte Flüssigkeitsansammlung bezeichnet man als Aszites. Die große Oberfläche und die guten resorptiven Eigenschaften des Peritoneums führen dazu, dass bakterielle Infektionen der Bauchhöhle (Peritonitis) besonders gefährlich sind. Bakterielle Toxine, wie z. B. Lipopolysaccharide (LPS) können rasch in den Kreislauf gelangen und dort zu einem Kreislauf-Versagen (Endotoxinschock) führen. Als Folge einer Peritonitis oder nach chirurgischen Eingriffen kann es zu Verwachsungen und Verklebungen der Peritonealblätter kommen und in der Folge zu Schmerzen und Darmverschluss (Ileus). Die Oberfläche des Peritoneums beträgt beim Erwachsenen ca. 2 m^2 und entspricht damit etwa der Körperoberfläche. Lymphkapillaren im Peritoneum stehen über spezielle Öffnungen (Stomata) direkt mit der Peritonealhöhle in Verbindung. Vergleichbar der Pleura ist nur das Peritoneum parietale (durch den Nervus phrenicus sowie Spinalnerven) sensibel innerviert.
Von Peritoneum überzogene bindegewebige Platten (Mesos) verbinden die intraperitonealen Organe mit der dorsalen Abdominalwand. Da beide Seiten der Bindegewebsplatten von Peritoneum überzogen sind, werden sie als Duplikaturen betrachtet. Ihre Bezeichnung ist abhängig vom jeweiligen Organ, das sie umgeben (Vorsilbe „Mes-"/„Meso-" + Name des Organs; Bsp.: Mesenterium bezeichnet die Befestigung des Dünndarms, Mesocolon sigmoideum die des Colon sigmoideum). Am Übergang vom viszeralen zum parietalen Peritoneum liegt die Mesenterialwurzel, durch die Leitungsbahnen an die jeweiligen Organe ziehen. In der Beckenhöhle entstehen die Mesos durch das Einwachsen ursprünglich extraperitoneal angelegter Organe (Uterus, Adnexe), die sich beim Einwachsen in die Beckenhöhle vorwölben und das sie umgebende Bindegewebe zu Mesos ausziehen (Mesosalpinx, Mesometrium, Mesovarium, Mesorchium, Mesepididymidis, etc.).
Ausbuchtungen des Peritoneums am Übergang eines Darmabschnitts von retro- zu intraperitonealer Lage bezeichnet man als Recessus. Weiterhin können auch größtenteils abgegrenzte Nebenräume der Peritonealhöhle (z. B. Bursa omentalis) sowie die Excavatio rectouterina (Douglas-Raum) und die Excavatio rectovesicalis (Proust-Raum) als Recessus angesehen werden. Wenn die relativ frei beweglichen Darmschlingen in den Recessus eingeklemmt werden (sog. innere Hernien; bei Einklemmung in einen der Recessus duodenales: Treitz-Hernie), kommt es zu einer beeinträchtigten Passage des Darminhalts. In schwerwiegenden Fällen kann es zu einem lebensbedrohlichen Darmverschluss (mechanischer Ileus) kommen. Werden dabei auch die Leitungsbahnen des entsprechenden Darmsegments eingeklemmt, kann es dort zu Nekrose kommen. Durch diesen pathologischen Untergang des Gewebes werden zahlreiche Mediatoren für Entzündungsprozesse und ggf. auch Toxine und Bakterien freigesetzt, die zu einer Peritonitis führen können. Bei Aszites oder intraabdominellen Blutungen sammelt sich die Flüssigkeit beim liegenden Patienten bevorzugt im Recessus hepatorenalis (dem beim auf dem Rücken liegen tiefsten Punkt der Bauchhöhle), wo sie sonografisch nachgewiesen werden können. Der Recessus hepatorenalis wird in der Klinik als „Morrison Pouch" bezeichnet. Mesos verbinden die intraperitonealen Organe mit der dorsalen Abdominalwand.

1. Welche Aussage trifft zu?

   A) Die Excavatio rectouterina wird auch als Proust-Raum bezeichnet.
   B) Eine Treitz-Hernie kann zu einem Ileus führen.
   C) Lipopolysaccharide sind eine Art viraler Toxine.
   D) Ein Ileus kann mit Apoptose einhergehen.
   E) Der Francis-Raum gilt als Recessus.

2. Welche der Aussagen kann aus dem Text abgeleitet werden?

   A) Die Pleura wird von Spinalnerven innerviert.
   B) Die Oberfläche des Peritoneums ist etwa doppelt so groß wie die Körperoberfläche.
   C) Der Uterus wird als eines der wenigen Beckenorgane nicht von einem Meso umgeben.
   D) Nur das Peritoneum parietale kann nicht zu Schmerzen führen.
   E) Im Peritoneum finden sich kaum Lymphbahnen, weshalb sich Infektionen rasch ausbreiten.

3. Welche der folgenden Aussagen lässt sich oder lassen sich aus den Inhalten des Textes ableiten?

   I. Bei Peritonealflüssigkeit handelt es sich um Transsudat.
   II. Bei chirurgischen Eingriffen wird versucht, das Peritoneum möglichst wenig zu durchtrennen.
   III. Innerhalb der Bauchhöhle erreichen Leitungsbahnen ihre Organe über die Mesenterialwurzel.
   IV. Aszites beim stehenden Patienten sammeln sich vorwiegend im Recessus hepatorenalis.

   A) Jede der Aussagen.
   B) Aussagen I, II und III.
   C) Aussagen II, III und IV.
   D) Aussagen I, III und IV.
   E) Aussagen I, II und IV.

4. Den Douglas-Raum bezeichnet man auch als ...

   A) Proust-Raum.
   B) Bursa omentalis.
   C) Recessus hepatorenalis.
   D) Excavatio rectouterina.
   E) Recessus duodenalis.

5. Welche der folgenden Aussagen lässt sich oder lassen sich aus den Inhalten des Textes ableiten?

   I. Mesos verbinden die intraperitonealen Organe mit der ventralen Abdominalwand.
   II. Recessus finden sich am Übergang eines Darmabschnitts von retro- zu intraperitonealer Lage.
   III. Mesos gelten als Peritonealduplikaturen.

   A) Keine der Aussagen.
   B) Jede der Aussagen.
   C) Nur Aussage II.
   D) Nur Aussage III.
   E) Aussagen II und III.

6. Welche der Aussagen ist korrekt?

   A) Ein mechanischer Ileus kann zu einer Peritonitis führen.
   B) Der Nervus phrenicus ist ein rein motorischer Nerv.
   C) Das Peritoneum kleidet den Thorax (Brusthöhle) aus.
   D) Eine innere Hernie ist eine besondere Treitz-Hernie.
   E) Aszites entstehen nur bei intraabdominalen Blutungen.

Text 2:

Der Golgi-Apparat besteht aus 3–5 ausgedehnten flachen Membranräumen (Golgi-Zisternen), die zwischen endoplasmatischem Retikulum (ER) und Plasmalemm meist in der Nähe des Zellkerns liegen. In histologischen Schnitten hat er meist eine leicht gebogene Grundanordnung, deren konkave Seite dem ER zugewandt ist. Die konvexe Seite ist dem Plasmalemm zugewandt. In der Umgebung des Golgi-Apparats finden sich zahlreiche Vesikel, die bei sekretorisch aktiven Zellen mit konzentriertem Sekret gefüllt sind.

ER und Golgi-Apparat stehen miteinander in Verbindung. Diese Verbindung folgt dem allgemeinen zellulären Prinzip des vesikulären Shuttlesystems. Vesikel aus dem ER schnüren sich ab, werden zum Golgi-Apparat transportiert und verschmelzen mit den zum ER hin gelegenen Zisternen (cis-Seite). Von der konvexen Seite des Golgi-Apparats (trans-Seite) schnüren sich ebenfalls Vesikel ab, die u. a. das Plasmalemm, Endosomen oder mit Sekret zu „betankende" Sekretvesikel erreichen können. Die vesikuläre Knospung aus Zellkompartimenten wird dabei durch Hilfsproteine erleichtert. Zytosolische Hilfsproteine, die bei der Knospung von Vesikeln aus Membrankompartimenten assistieren, sind z. B. Clathrin und die Coat-Proteine COPI und COPII. Diese Moleküle haben die Fähigkeit, die Abknospung von Membranen und die Bildung von Vesikeln zu katalysieren. Sie können über Adaptoren eine Vielzahl von Frachtmolekülen binden, die dann spezifisch zum Vesikelinhalt werden. Vesikel können spezifisch beladen werden. Die vesikuläre Knospung selbst ist über Adaptormoleküle bereits mit der spezifischen Beladung assoziiert. Die Kombination von Coat-Proteinen mit Adaptoren erlaubt den Transport und die Lokalisation vieler löslicher Proteine und auch Membranproteine.

Im Golgi-Apparat selbst werden die (aus den Vesikeln des ER stammenden) Proteine weiter modifiziert. Je nach späterer Verwendung und Protein werden weitere Proteine oder Zuckerreste (Glykosylierung) unterschiedlicher Länge angebunden; auch wird die Struktur des Proteins verändert. All diese Modifizierungen finden innerhalb des Golgi-Apparats statt, da sie im Zytoplasma zu Reaktionen mit anderen Zellorganellen und Stoffen führen würden, was den sofortigen Tod der Zelle bedeuten könnte.

Der Transport zwischen den Golgi-Zisternen, dem ER und anderen Organellen gelingt nur mittels des Zytoskeletts (Tubulin- und Aktin-System). Beide Zytoskelettsysteme, die über spezifische Motorproteine verfügen, beteiligen sich in unterschiedlicher Weise am Transport von Vesikeln. Das Tubulinsystem ist für den Transport vom ER zum Golgi-Apparat und zurück von besonderer Bedeutung. Die Tubuline sind aber nur unzureichend an das Plasmalemm angebunden. Hier ist das Aktin-System entscheident. Dieses kontraktile System ist besonders ausgeprägt in der äußeren Zone der Zellen. Sollen Vesikel also durch diese Zone hindurch zum Plasmalemm, übernimmt das Aktin-System die letzten Transportschritte.

Der Golgi-Apparat bildet zudem primäre Lysosomen. Darin enthalten sind lytische Enzyme, deren Aktivitätsoptimum bei einem pH-Wert von ungefähr 4,5 liegt. Dieser niedrige pH wird durch in die Membran eingebaute Protonenpumpen hergestellt. Das Innere des Lysosoms ist zum Schutz mit säureresistenten Proteoglykanen ausgekleidet. Damit beim Abschnüren von Lysosomen keine falschen Proteine eingeschlossen werden, ist die lysosomale Membran mit Mannose-6-phosphat-Rezeptoren besetzt, an die die lytischen Enzyme, welche mit Mannose-6-phosphaten modifiziert wurden, binden.

Die Funktion des Golgi-Apparats ist in pflanzlichen und tierischen Zellen nahezu identisch. Die wichtigste Aufgabe des Golgi-Apparats bei Pflanzen ist jedoch die Produktion von Polysacchariden für die pflanzliche Zellwand (Pektine und Hemizellulosen). Da diese Stoffe in sehr großen Mengen produziert werden müssen, wird hierdurch die enorme Quantität des Golgi-Apparats in der Pflanzenzelle erklärt.

7. Welche der Aussagen ist aus dem Text ableitbar?

A) Die meisten Golgi-Apparate bestehen aus vier Zisternen.
B) Der Transport zwischen Golgi-Apparat und ER erfolgt fast ausschließlich vom Golgi-Apparat zum ER (weniger andersherum).
C) COPI und COPII und stabilisieren die Vesikel.
D) Membranproteine werden als Ausnahme nicht über den Golgi-Apparat modifiziert.
E) „Füllungsstand" bzw. Anzahl der Vesikel des Golgi-Apparats sind mit der Sekretionsleistung der Zelle assoziiert.

8. Welche Aussage zum Golgi-Apparat trifft zu?

A) Der Golgi-Apparat steht mit dem ER und dem Zellkern im Austausch.
B) Das ER ist der konkaven Seite des Golgi-Apparats zugewandt.
C) Vesikel zu den Endosomen schnüren sich meist aus der cis-Golgi-Seite ab.
D) Clathrin ist ein Adapter-Molekül.
E) COPI ist in der trans-Zisterne des Golgi-Apparats lokalisiert.

9. Welche der folgenden Aussagen ist korrekt?

A) Das Anhängen von Aminosäuren bezeichnet man als Glykosylierung.
B) Die posttranslationale Modifikation der Proteine findet in erster Linie in den Golgi-Apparaten, auch aber im Zytosol statt.
C) Aktin-Filamente befinden sich eher im Zentrum von Zellen.
D) Proteoglykane sind Säure-resistent.
E) pH-Werte können durch Elektronenpumpen verändert werden.

10. Welche der folgenden Aussagen lässt sich oder lassen sich aus den Inhalten des Textes ableiten?

I. Die Modifikation der Proteine im Golgi-Apparat dient in erster Linie ihrer energetischen Optimierung.
II. Das Motorprotein von Aktin heißt Myosin.
III. Schwere Mutationen in den Genen des Tubulin-Systems könnten durch das Aktin-System weitgehend ausgeglichen werden.
IV. Tubuline binden nie an das Plasmalemm.

A) Keine der Aussagen.
B) Nur Aussage I.
C) Nur Aussage II.
D) Nur Aussage III.
E) Nur Aussage IV.

11. Welche der folgenden Aussagen lässt sich oder lassen sich aus den Inhalten des Textes ableiten?

I. Sekundäre Lysosomen besitzen neutralen pH.
II. Mannose-6-phosphat ist säureresistent.
III. Lytische Enzyme besitzen neben Rezeptoren für ihre Protein-Substrate auch Mannose-6-phosphat-Rezeptoren.
IV. Pektin ist ein Polysaccharid.

A) Keine der Aussagen.
B) Nur Aussage II.
C) Nur Aussage IV.
D) Aussagen III und IV.
E) Aussagen I und II.

12. Der Golgi-Apparat ...

A) ... ist der Ort der Translation.
B) ... erhält Glucose-Bausteine aus dem ER.
C) ... ist in Pflanzen- und Tierzellen ähnlich stark repräsentiert.
D) ... übernimmt die Modifikation der vom ER gelieferten Proteine, bevor diese an ihre Zielstruktur gelangen.
E) ... ist mit Intermediärfilamenten assoziiert.

Text 3:
Die Polymerase-Kettenreaktion (PCR) ermöglicht es, definierte Bereiche einer DNA in vitro zu amplifizieren. Der zu amplifizierende Bereich wird durch zwei Primer bestimmt. Hierbei handelt es sich um kurze, gegenläufige Oligonukleotide mit Homologie zum linken und rechten Ende der Ziel-DNA. In einem ersten Schritt wird eine komplexe DNA, die die Zielsequenz enthält, bei 94 °C denaturiert. In einem zweiten Schritt wird die Temperatur so weit abgesenkt, dass die Primer an die homologen Bereiche der Zielsequenz hybridisieren (Basenpaarung, Annealing). Im dritten Schritt wird die Zielsequenz von einer thermostabilen DNA-Polymerase (Taq-Polymerase) synthetisiert, und zwar jeweils ausgehend vom linken und rechten Primer (Elongation). Die Zielsequenz wird also verdoppelt. Der Zyklus dieser drei Schritte wird nun mehrfach (meist 20–30-mal) wiederholt. Unter idealen Reaktionsbedingungen verdoppelt sich bei jedem neuen Zyklus die Anzahl der DNA-Moleküle mit der Zielsequenz, da natürlich auch die neu synthetisierten DNA-Moleküle als Matrize für die Neusynthese verwendet werden können. In 30 Zyklen können so theoretisch aus einem DNA-Molekül 230 Moleküle entstehen, eine DNA-Menge, die auf Agarosegelen sichtbar gemacht, in Plasmid-Vektoren weiter vermehrt, oder sequenziert werden kann.
Die PCR-Technik wird unter anderem zur Diagnostik und Therapiekontrolle in der Medizin und der Forensik eingesetzt. Eine Anwendung ist die Amplifizierung von Genbereichen aus menschlicher DNA, die einen Polymorphismus aufweisen (Marker). Durch die Kombination solcher polymorpher Marker kann ein „genetischer Fingerabdruck“ erstellt werden, der es z. B. ermöglicht, Gewebeproben einem bestimmten Menschen zuzuordnen. Zur Durchführung eines „genetischen Fingerabdrucks“ werden in der Regel keine kodierenden Sequenzen des Genoms untersucht, da diese von Individuum zu Individuum stark konserviert sind. Im Genom des Menschen gibt es aber Bereiche, die sich durch kurze, im Tandem ausgerichtete Sequenzwiederholungen (VNTR, Variable Number Tandem Repeats) auszeichnen. Der Bereich vor und nach diesen VNTRs ist dagegen bei jedem Individuum in gleicher Weise vorhanden. Eine PCR-Reaktion mit Primern aus diesen flankierenden Bereichen wird also abhängig von der Anzahl der VNTRs bei der DNA verschiedener Individuen unterschiedlich lange PCR-Produkte liefern.
Die Erkennung von Erbkrankheiten in einem vorliegenden Genom ist ein komplizierter Vorgang, der durch den Einsatz der PCR bedeutend verkürzt werden kann. Jedes Gen, das in Frage kommt, kann durch PCR mit den entsprechenden Primern amplifiziert und anschließend sequenziert werden, um Mutationen aufzuspüren. Virale Erkrankungen können ebenfalls durch PCR erkannt werden, indem man die Virus-DNA vervielfältigt. Die PCR kann auch zu Reihenuntersuchungen eingesetzt werden. So wird sie z. B. von Blutspendediensten zur Routineuntersuchung von Blutkonserven eingesetzt. Durch die frühestmögliche Entdeckung einer gefährlichen Infektionskrankheit beim Spender (z. B. HIV, Hepatitis B) kann das sog. diagnostische Fenster nahezu geschlossen werden. Durch die Empfindlichkeit der PCR-Tests ist es möglich, Proben in sog. Pools (z. B. 96 Einzelproben) zusammenzufassen. Wird ein Pool positiv getestet, wird seine Größe so lange verkleinert (meistens halbiert), bis die verursachende Probe gefunden ist.

13. Welche der folgenden Aussagen lässt sich oder lassen sich aus den Inhalten des Textes ableiten?

I. Die PCR ist in vivo nicht möglich.
II. Primer hybridisieren an die homologen Bereiche der Zielsequenz.
III. Gen-Marker enthalten sog. Polymorphismen.
IV. Für die PCR nutzbare Polymorphismen finden sich normalerweise nicht in codierenden Genen.

A) Aussagen I und II.
B) Aussagen II, III und IV.
C) Aussagen I, II und IV.
D) Aussagen I, II und III.
E) Jede der Aussagen.

14. Der Standardprozess der PCR besteht aus einer Serie von etwa 20 bis 30 wiederkehrenden Zyklen, die sich jeweils aus drei Schritten zusammensetzen. Benennen Sie diese drei Schritte in korrekter zeitlicher Reihenfolge:

A) Denaturierung, Elongation und Termination
B) Denaturierung, Annealing (Anheftung) und Termination
C) Denaturierung, Annealing (Anheftung) und Elongation
D) Annealing (Anheftung), Denaturierung und Elongation
E) Annealing (Anheftung), Elongation und Termination

15. Welche Aussage zur PCR trifft zu?

A) Bei jedem Zyklus wird die DNA-Polymerase bei 95 °C denaturiert.
B) Die beiden eingesetzten Primer binden an unterschiedliche Einzelstränge der zu amplifizierenden DNA.
C) Die beiden eingesetzten Primer sind tRNAs.
D) Eine thermostabile Primase synthetisiert in jedem Zyklus die notwendigen Primer für die DNA-Polymerase.
E) Erst bei größerer Zykluszahl wird die Verdoppelung der DNA-Fragmente in jedem Zyklus erreicht.

16. Welche der Aussagen trifft zu?

A) Die VNTRs sind bei den meisten Menschen sehr ähnlich.
B) Die Anzahl der PCR-Produkte hängt von der Länge der VNTRs ab.
C) Hepatitis B lässt sich durch eine PCR diagnostizieren.
D) HIV ist eine Erbkrankheit.
E) Primer können bei 94 °C an die DNA-Stränge binden.

17. Welche der folgenden Aussagen lässt sich oder lassen sich aus den Inhalten des Textes ableiten?

I. Die Sequenzierung von Genen erfolgt ebenfalls mit PCR.
II. Bei 94 °C denaturiert DNA irreversibel.
III. Die Taq-Polymerase ist pH-unempfindlich.
IV. Nach 30 PCR-Zyklen wurde ein DNA-Doppelstrang rund 30-mal vervielfältigt.

A) Nur Aussage I.
B) Nur Aussage II.
C) Nur Aussage III.
D) Nur Aussage IV.
E) Keine der Aussagen.

18. PCR-Produkte ...

A) ... können auf Agarosegelen weiter vermehrt werden.
B) ... eignen sich vermutlich nicht für sog. Vaterschaftstests.
C) ... eines DNA-Abschnitts sind miteinander identisch.
D) ... codieren meist für Proteine.
E) ... erhalten ihre definierte Länge durch die Lage der Polymerasen.

Text 4:
Wechselwirkungen von Licht und Materie äußern sich mitunter in Absorption, wodurch sich die Intensität des Lichts im Laufe der Wechselwirkungen abschwächt. In diesem Rahmen beschreibt die Transmission die Intensität des Lichts nach Absorption. Sie berechnet sich als Quotient aus Lichtintensität nach und vor der Wechselwirkung. Die Gesamttransmission eines Systems berechnet sich als Produkt der Teiltransmissionen der einzelnen Schichten. Demgegenüber beschreibt die Extinktion die „Auslöschung" des Lichts durch die optische Dichte eines Mediums. Sie lässt sich durch Logarithmieren des Quotienten aus der Intensität des Lichts vor und nach der Wechselwirkung berechnen. Das Lambert-Beer'sche Gesetz beschreibt die Verkleinerung der Lichtintensität durch Absorptionsverluste und erlaubt somit die Berechnung der Konzentration einer Lösung anhand der Absorption von monochromatischem Licht. Laut dem Lambert-Beer'schen Gesetz lässt sich die Extinktion auch als Produkt aus Gefäßdicke (d), Konzentration eines Stoffes (C) und dem dekadischen Extinktionskoeffizienten (ε) berechnen. Die Transmission berechnet sich wiederum aus deren Kehrwert.
Der Refraktär- oder Brechungsindex ist eine Materialeigenschaft, die angibt, wie stark sich die Ausbreitungsgeschwindigkeit des Lichts (c) ggü. der Lichtgeschwindigkeit im Vakuum (c_0) verändert. Der Brechungsindex n von Luft beträgt so n = 1,0003, der von Wasser n = 1,33. Auch für einzelne Wellenlängen des Lichts gelten unterschiedliche Brechungsindizes. Für blaues Licht ist dieser beispielsweise in jedem Medium größer als für rotes. Die Lichtbrechung bezeichnet die Veränderung der Strahlrichtung durch Veränderung der Ausbreitungsgeschwindigkeit in Abhängigkeit vom umgebenden Medium und tritt an Grenzflächen zwischen zwei Materialien mit unterschiedlichem Brechungsindex n auf.
Ist der Brechungsindex von Medium 2 größer als der von Medium 1, wird das Licht langsamer. Für den Fall, dass die Frequenz des Lichts gleichbleibt, wird hierdurch die Wellenlänge kleiner. Die Brechung erfolgt zum Lot hin, der Brechungswinkel ist kleiner als der Einfallswinkel. Ist der Brechungsindex von Medium 1 größer, wird das Licht schneller, die Brechung erfolgt vom Lot weg und der Brechungswinkel ist größer als der Einfallswinkel. Das Snellius'sche Brechungsgesetz gibt an, wie stark genau ein Lichtstrahl seine Richtung durch Brechung ändert, wodurch sich die Brechung quantifizieren lässt. Hierbei gilt, dass das Verhältnis zweier Brechungsindizes n_2 und n_1 dem Verhältnis aus dem Sinus des Einfallswinkels α und dem Sinus des Brechungswinkels β entspricht. Lichtbrechung an Linsen erfolgt also durch den Geschwindigkeitsunterschied von Licht in Luft und Glas, wobei der genaue Strahlengang vom Schliff des Glases abhängt. Als Brille gegen Weitsichtigkeit kann dabei nur eine konvexe Linse fungieren, als Brille gegen Kurzsichtigkeit nur eine konkave Linse. Der Brennpunkt ist der Punkt, in dem sich die gebrochenen Lichtstrahlen schneiden, die parallel zur optischen Achse auf die Linse auftreffen. Die Brennweite f beschreibt den Abstand von der Mitte der Linse bis zum Brennpunkt. Als Gegenstandsweite g bezeichnet man den Abstand zwischen Linse und Gegenstand, als Bildweite b den Abstand zwischen Linse und Bild. Die Brechkraft D einer Linse berechnet sich damit als $D = 1/f = 1/g + 1/b$. Ihre Einheit ist Dioptrien.
Als Dispersion bezeichnet man die Aufspaltung eines Lichtstrahls in seine einzelnen Bestandteile (Wellenlängen). Es steht dem Effekt der additiven Farbmischung entgegen. Die wellenlängenabhängige Geschwindigkeit des Lichts führt dazu, dass Licht an einer Oberfläche unterschiedlich stark gebrochen wird und in einzelne monochromatische Strahlen aufgetrennt wird (Beispiel: Regenbogen).

19. Es gilt:

A) Extinktion $E = \log(T)$
B) Transmission $= 1/(d \cdot C \cdot \varepsilon)$
C) Brechungsindex $n = c/c_0$
D) $n_2/n_1 = \sin\beta/\sin\alpha$
E) Brechkraft $D = 1/(g + b)$

20. Welche Aussage zur Optik trifft zu?

A) Die Gesamttransmission kann größer sein als die Teiltransmissionen.
B) Die Konzentration eines Stoffes lässt sich über das Lambert-Beer'sche Gesetz nur bei Kenntnis der Stoffmenge berechnen.
C) Die Extinktion steigt mit sinkender Gefäßdicke.
D) Der Extinktionskoeffizient ε lässt sich experimentell nicht berechnen.
E) Die Einheit Dioptrien ist der Kehrwert einer Strecke.

21. Welche der folgenden Aussagen trifft oder treffen zu?

I. Brechungsindex n ist u. a. abhängig von der Wellenlänge des Lichts.
II. Blaues Licht ist schneller als rotes.
III. Der Brechungswinkel ist bei zwei nicht identischen Medien immer größer als der Einfallswinkel.
IV. Ein Regenbogen verdeutlicht das Prinzip der additiven Farbmischung.

A) Keine der Aussagen.
B) Nur Aussage I.
C) Nur Aussage II.
D) Nur Aussage III.
E) Nur Aussage IV.

22. Welche der Aussagen trifft zu?

A) Bei Weitsichtigen helfen nur konvexe Linsen.
B) Je größer die Brennweite einer Linse, desto größer ist auch deren Brechkraft.
C) Der Schliff des Brillenglases beeinflusst die Geschwindigkeit des Lichts nicht.
D) Hohe Dioptrien-Werte ergeben sich aus einem großen Abstand zwischen Linse und Gegenstand.
E) Durch das Snellius'sche Gesetz lässt sich beschreiben, wie stark sich die Intensität eines Lichtstrahls durch Brechung ändert.

23. Ein normalsichtiger (emmetroper) Jugendlicher setzt eine Brille auf, deren beide Linsen jeweils einen Brechwert („Brechkraft") von + 2 Dioptrien besitzen. (Die Entfernung zwischen Brillengläsern und Augen ist vernachlässigbar klein). Mit der Brille sieht er dann im typischen Fall alle Gegenstände nicht mehr scharf, deren Abstand zu seinen Augen eine Grenze von etwa ...

A) ... 0,2 m unterschreitet.
B) ... 0,5 m unterschreitet.
C) ... 0,5 m überschreitet.
D) ... 2 m überschreitet.
E) ... 4 m überschreitet.

24. Beim Übergang monochromatischen Lichts von einem transparenten Medium mit niedrigerer zu einem mit höherer Brechzahl (z. B. vordere Augenkammer → Augenlinse) nimmt die ...

A) ... Schwingungsfrequenz ab.
B) ... Wellenlänge ab.
C) ... Ausbreitungsgeschwindigkeit zu.
D) ... Energie der Photonen zu.
E) ... Intensität der Strahlung zu.

Übungsset 3

Beantworten Sie die Fragen zu folgenden naturwissenschaftlichen Texten.
(TMS: 60 Min. für 4 Texte, EMS: 45 Min. für 3 Texte)

Text 1:
Mitochondrien und Peroxisomen sind nicht Bestandteil der Vesikeltransportprozesse, die kontinuierlich über endoplasmatisches Retikulum (ER) und Golgi-Apparat zum und vom Plasmalemm laufen. Sie liegen neben diesen Transportwegen und können nur über jeweils spezifische und von allen anderen vesikulären Strukturen im Zellinneren verschiedene Transportwege erreicht werden.
Die Mitochondrien können nur einen kleinen Teil der von ihnen benötigten Proteine selbst aus dem mitochondrialen Genom transkribieren und translatieren. Der größte Teil der mitochondrialen Funktionsproteine wird im Zytosol hergestellt und muss in die Mitochondrien transferiert werden. Aufgrund ihrer Entstehungsgeschichte haben die Mitochondrien eine Doppelmembran (vgl. Endosymbiontenhypothese), über die hinweg kooperierende Translokatoren den Transport ermöglichen. Diese werden als TIM und TOM (translocator internal/outer membrane) bezeichnet. Die Signalsequenz für die Translokation von Proteinen aus dem Zytosol in die Peroxisomen ist die relativ kurze Aminosäuresequenz Ser-Lys-Leu. Der Protein- und Lipidimport aus dem Zytosol ist für die normale Funktion der Peroxisomen essenziell, Defekte führen zu schweren Erkrankungen. Mehr als 25 sog. Peroxine, die sich an diesen Transportvorgängen beteiligen, sind bekannt.
Sowohl Peroxisomen als auch Mitochondrien haben einen Bezug zum Sauerstoff. Die Verwertung von Sauerstoff im Rahmen der Atmungskette ist an die Mitochondrien gebunden. Die Gegenwart von Sauerstoff und seine Verarbeitung bedingen jedoch auch Risiken für Zellen. So ist Sauerstoff auch toxisch, weil er potenziell als hoch-reaktionsfähiges Radikal vorliegen kann und dann Schaden durch Reaktionen mit zellulären Molekülen anrichten kann (sog. oxidativer Stress). Reaktive Sauerstoffspezies können gezielt verarbeitet und kontrolliert in oxidative Prozesse eingeschleust werden. Diese Art der Elimination von Sauerstoff kann gleichzeitig benutzt werden, um potenziell ebenfalls schädliche organische Moleküle zu metabolisieren. Diese Art von kombinierter Entgiftung ist eine wichtige Aufgabe der Peroxisomen.
Mitochondrien und Peroxisomen sind die Orte der Oxidation von Fettsäuren. Die Verwertung dieser findet über die sog. β-Oxidation von Fettsäuren statt. Diese kann nur in Mitochondrien und Peroxisomen erfolgen. Die beiden Organellen kooperieren bei diesem Prozess. Die Peroxisomen können ungeradzahlige (hier möglich: β-Oxidation) und/oder sehr langkettige (z. B. 22 C-Atome) Fettsäuren verarbeiten und geben dann die verkürzten Fettsäuren zur weiteren Oxidation an die Mitochondrien ab.
Sowohl die äußere als auch die innere Membran der Mitochondrien sowie der Matrixraum weisen Besonderheiten auf. Die äußere Mitochondrienmembran ist zwar hinsichtlich ihrer Herkunft gemäß der Endosymbiontenhypothese eine vesikuläre Membran, aber sie nimmt an den vesikulären Materialtransferprozessen nicht mehr teil. Trotzdem ist inzwischen bekannt, dass es zwischen Membranen des ER und der äußeren Mitochondrienmembran räumlich enge Beziehungen gibt, möglicherweise mediiert durch interagierende Membranproteine der beiden Membranen. Diese Mitochondrium-assoziierten Membranen (MAM) sind Gegenstand aktiver Forschung und spielen möglicherweise eine wichtige Rolle bei der Calcium-Homöostase im Mitochondrium und bei der Phospholipid-Erneuerung.
Die innere Mitochondrienmembran enthält die ATP-Synthasen der Atmungskette und ist damit die wesentliche funktionale Membran des Mitochondriums. Die Fläche dieser Membran wird in den meisten Zellen des menschlichen Körpers durch faltenförmige Oberflächenvergrößerungen (Cristae in den Mitochondrien vom Crista-Typ) erhöht. Nur in den steroidhormonproduzierenden Zellen (z. B. Nebennieren, Hoden, Ovar) haben die Mitochondrien tubuläre Oberflächenvergrößerungen (Tubuli in Mitochondrien vom Tubulus-Typ).
Im Matrixraum befindet sich die DNA der Mitochondrien, die hier auch repliziert und transkribiert werden kann. Für die Translation der wenigen im Mitochondrium produzierten Proteine, werden die hier liegenden Ribosomen prokaryotischen Bautyps eingesetzt. Im Matrixraum liegen auch die Matrixgranula. Neben den essenziellen Rollen bei der Verwertung von Sauerstoff und Fettsäuren übernehmen die Mitochondrien auch die Regulation des physiologischen Zelltods (Apoptose).

1. Welche der Aussagen ist aus dem Text ableitbar?

   A) ER und Mitochondrien stehen nicht miteinander in Verbindung.
   B) Mitochondrien sind vollkommen autonome Zellorganellen.
   C) Lys (Lysin) ist eine Aminosäure.
   D) Peroxisomen können eigenständig Proteine synthetisieren.
   E) Elementarer Sauerstoff ist toxisch.

2. Welche der folgenden Aussagen trifft zu?

   A) TIM und TOM befinden sich in der inneren Mitochondrienmembran.
   B) Das T in TIM und TOM steht für „transcriptor".
   C) Peroxine vermitteln u. a. den Lipidtransport vom Zytosol in Peroxisomen.
   D) Die äußere Mitochondrienmembran ist als einzige Membran noch an vesikulären Materialtransferprozessen beteiligt.
   E) ATP-Synthasen der Atmungskette befinden sich in der äußeren Mitochondrienmembran.

3. Peroxisomen ...

   A) ... sind der Ort der Atmungskette.
   B) ... machen Sauerstoff-Radikale für die Zelle nutzbar.
   C) ... sind der Ort der β-Reduktion von Fettsäuren.
   D) ... regulieren u. a. die Apoptose.
   E) ... können nur kurzkettigere Fettsäuren verstoffwechseln.

4. Mitochondrien ...

   A) ... können Fettsäuren jeder Länge verarbeiten.
   B) ... stammen laut Endosymbiontenhypothese aus einem anderen Teil des menschlichen Körpers.
   C) ... bestehen aus drei verschiedenen Membranen.
   D) ... haben in den Hoden meist eine tubuläre Struktur.
   E) ... beherbergen keine Ribosomen.

5. Welche der folgenden Aussagen lässt sich oder lassen sich aus den Inhalten des Textes ableiten?

   I. Mitochondrium-assoziierten Membranen moderieren vermutlich einen Aspekt des Mineralhaushalts.
   II. Mitochondrien verfügen nur über eine RNA (keine DNA).
   III. Die Nebennieren produzieren Peptidhormone.
   IV. Hormone werden in den Mitochondrien hergestellt.

   A) Nur Aussage I.
   B) Aussagen III und IV.
   C) Aussagen I und IV.
   D) Aussagen II und III.
   E) Aussagen II, III und IV.

6. Welche der folgenden Aussagen lässt sich oder lassen sich aus den Inhalten des Textes ableiten?

   I. Die meisten menschlichen Zellen verfügen über Mitochondrien vom Crista-Typ.
   II. Den Zelltod durch Verbrennungen bzw. Strahlung bezeichnet man als Apoptose.
   III. Radikale sind sehr reaktionsfreudig.

   A) Nur Aussage I.
   B) Nur Aussage II.
   C) Nur Aussage III.
   D) Aussagen I und III.
   E) Jede der Aussagen.

Text 2:

Die Menge an Sauerstoff, die Hämoglobin in der Lunge aufnimmt, hängt vom Partialdruck des Sauerstoffs in Atemluft bzw. Blut ab – von dem Druck also, unter dem O_2 in dem Gasgemisch Luft bzw. Blut steht. O_2 diffundiert in Richtung des niedrigeren Drucks, solange bis die Druckdifferenz ausgeglichen ist. Der O_2-Partialdruck in der Alveolarluft ($P_{A\ O2}$) beträgt 13,3 kPa (= 100 mmHg). In der kurzen Zeit, in der das Blut während eines Luftzuges an den Alveolen entlangfließt (ca. 0,5 s), steigt der O_2-Partialdruck im Blut (P_{O2}) auf ca. 12 kPa (= 90 mmHg). Ermöglicht wird dies durch den kurzen Diffusionsweg und die große Austauschfläche. 1 Liter Blut kann so bis zu 200 ml O_2 transportieren. Das Hämoglobin im Lungenvenenblut ist zu 97 % mit O_2 gesättigt. In den peripheren Geweben wird dem Blut O_2 entzogen, denn der P_{O2} beträgt dort nur noch ca. 5,3 kPa (= 40 mmHg). Dabei sinkt die O_2-Konzentration im Blut nur um ca. 25 %. Dem entspricht eine O_2-Sättigung im venösen Blut von 75 %.

Die O_2-Bindungskurve des Hämoglobins stellt die O_2-Sättigung (S_{O2}) in Abhängigkeit vom O_2-Partialdruck (P_{O2}) dar. Im Bereich der hohen P_{O2}-Werte verläuft die Kurve flach, d. h. die S_{O2} ändert sich nur geringfügig. Im Bereich der niedrigen P_{O2}-Werte dagegen verläuft die Kurve steil, d. h. eine geringe Abnahme des P_{O2} führt zu einer deutlichen Abnahme der S_{O2}. Bei niedrigen P_{O2}-Werten, wie sie in den peripheren Geweben herrschen, gibt Hämoglobin den gebundenen Sauerstoff also besonders leicht ab.Voraussetzung für den sigmoiden Verlauf der O_2-Bindungskurve ist, dass jedes Hämoglobinmolekül vier Untereinheiten besitzt, die jeweils O_2 binden.

Die Bindung des ersten O_2-Moleküls an eine der Untereinheiten des Hämoglobins verändert die räumliche Struktur sämtlicher Untereinheiten des Hämoglobins mit der Folge, dass die anderen Untereinheiten jedes weitere O_2-Molekül mit erhöhter Aufnahmebereitschaft binden. Die Untereinheiten des Hämoglobins zeigen also eine sog. Kooperativität. Die O_2-Aufnahme wird immer leichter, bis eine Sättigung eintritt. Ein Porphyrinring mit einem eingelagerten Eisen-Ion wird als Hämgruppe bezeichnet, von denen Hämoglobin je vier besitzt. Hämgruppen im Hämoglobin sind lediglich durch nicht-kovalente Bindungen in hydrophoben Taschen des Proteins festgehalten. Die Aminosäureketten der Untereinheiten bilden den Globin-Anteil des Hämoglobins. An die O_2-Bindestellen des Häms kann sich auch Kohlenmonoxid (CO) anlagern. Aufgrund der höheren Affinität für die Bindestelle können schon kleine Mengen zu einer erheblichen Vergiftung führen. Die Hämgruppen sind im Hämoglobin so angeordnet, dass O_2 nur an einer Seite des Fe^{2+} binden kann. Auf der anderen Seite des Fe^{2+} bindet die Imidazolgruppe des proximalen Histidin F8. Auf der gegenüberliegenden Seite des Fe^{2+} befindet sich ein distales Histidin E7, welches aber weiter von der Hämgruppe entfernt ist und auch keinen direkten Kontakt zum Fe^{2+} hat. Dadurch ist auf der Seite des Histidin E7 hinreichend Raum für die Bindung des O_2 gegeben. Die Imidazolgruppe des proximalen Histidin F8 zieht das Fe^{2+} an, sodass sich die gesamte Hämgruppe dem Histidin F8 entgegenwölbt. Hämoglobin befindet sich dadurch in einem Spannungszustand (T-Zustand). Bindet O_2, werden Fe^{2+} und Histidin F8 in die Ebene der Hämgruppe gezogen. Die Helix F folgt dieser Bewegung. Durch Wechselwirkungen zwischen den Untereinheiten kommt es daraufhin zu Verschiebungen im gesamten Hämoglobinmolekül, die letztlich zum entspannten R-Zustand und einer erhöhten O_2-Affinität aller vier Untereinheiten führen.

7. Welche Aussage kann abgeleitet werden

A) Venöses Blut ist prinzipiell O_2-reich.
B) Venöses Blut ist prinzipiell O_2-arm.
C) Alle Kohlenstoff-Sauerstoff-Verbindungen führen bei Bindung an Häm meist zu schweren Vergiftungen.
D) Häm-Gruppen weisen eine hohe Bindeaffinität für NO auf.
E) Der sigmoide Kurvenverlauf der O_2-Bindekurve des Hämoglobins spiegelt dessen T- und R-Zustände wider.

8. Welche Aussage zum Hämoglobin trifft zu?

A) Nach O_2-Bindung stellt sich der T-Zustand ein.
B) O_2 bindet am Hämoglobin letztendlich an Fe^{2+}.
C) Histidin F8 steht in keinem direkten Kontakt zu Fe^{2+}.
D) Es gilt: Porphyrinring + Eisen-Ion = Hämoglobin.
E) Häm und Globin sind kovalent verbunden.

9. Welche Zuordnung trifft zu?

A) T-Zustand – maximale O_2-Afinität
B) Histidin E7 – Iminogruppe
C) 12 Pa – 90 mmHg
D) Periphere Gewebe – P_{O2} ca. 5 kPa
E) Hämoglobin – Pentamer

10. Welche Aussage trifft zu?

A) Im Körper wird der Großteil des an das Hämoglobin gebundenen O_2 wieder abgegeben.
B) Es gilt: Je kürzer der Diffusionsweg, desto höher die O_2-Anreicherung.
C) Die O_2-Aufnahme erfolgt bei niedrigen P_{O2}-Werten.
D) S_{O2} korreliert negativ mit dem O_2-Partialdruck in der Alveolarluft ($P_{A\,O2}$).
E) Je weniger O_2 an Hämoglobin gebunden ist, desto eher bindet neues Hämoglobin daran.

11. Welche der folgenden Aussagen lässt sich oder lassen sich NICHT aus den Inhalten des Textes ableiten?

I. O_2 diffundiert in Richtung des niedrigeren Drucks.
II. Das venöse Blut enthält noch rund ein Viertel des anfänglichen O_2-Gehaltes.
III. Bei hohen P_{O2}-Werten ändert sich S_{O2} nur geringfügig.
IV. Räumliche Strukturänderungen des Hämoglobins nach O_2-Bindung gehen mit erhöhter Aufnahmebereitschaft der übrigen Häm-Moleküle einher.

A) Nur Aussage I.
B) Nur Aussage II.
C) Nur Aussage III.
D) Nur Aussage IV.
E) Aussagen II und III.

12. Welche der folgenden Aussagen lässt sich oder lassen sich aus den Inhalten des Textes ableiten?

I. Luft besteht zum größten Teil aus O_2.
II. Hämoglobin-Moleküle weisen untereinander Kooperativität auf.
III. Globin besteht aus Aminosäuren.
IV. Durch die Interkation des Histidins F8 und des Fe^{2+} wölbt sich die gesamte Hämgruppe dem Histidin F8 entgegen.

A) Nur Aussage I.
B) Aussagen II und III.
C) Aussagen III und IV.
D) Aussagen I und IV.
E) Aussagen II, III und IV.

Text 3:
Das Fe^{3+} aus der Nahrung wird im Magen-Darm-Trakt durch reduzierende Agenzien wie z. B. SH-Gruppen enthaltende Cysteine, Vitamin C und eine Ferrireduktase zu Fe^{2+} reduziert und dann über den DMT 1-Transporter von den Mukosazellen aufgenommen. In der Mukosazelle wird das Eisen über Mobilferrin auf die basolaterale Seite transportiert und dort an Apotransferrin, das Eisentransportprotein im Blut, abgegeben. Dazu muss das Eisen einen weiteren Metalltransporter (IREG) passieren, der mit Hephaestin assoziiert ist. Hephaestin oxidiert Fe^{2+} zu Fe^{3+}. Überschüssiges Eisen wird in den Mukosazellen an Ferritin gebunden und im Zytosol gespeichert (sog. Mukosablock).
Im Blut wird Eisen als Transferrin, einem Komplex aus Apotransferrin (Plasmaprotein der β-Globulinfraktion) und Fe^{3+}, transportiert. In diesem Zusammenhang sind zwei Begriffe des klinischen Sprachgebrauchs von Bedeutung: Die totale Eisenbindungskapazität (totale EBK) ist die Eisenbindungskapazität des gesamten Apotransferrins im Blut, also sowohl des Transferrins als auch des freien Apotransferrins. Transferrin macht etwa ein Drittel der totalen Eisenbindungskapazität aus. Die latente Eisenbindungskapazität (latente EBK) ist die Eisenbindungskapazität des freien Apotransferrins (ca. zwei Drittel der totalen Eisenbindungskapazität).
Das resorbierte Eisen wird für die Hämoglobinsynthese und die Synthese eisenhaltiger Enzyme benötigt. Transferrin wird hierzu durch rezeptorgekoppelte Endozytose über den Transferrinrezeptor (TfR) in die Zellen aufgenommen, die es als „Rohstoff" benötigen. Im sauren Milieu der Lysosomen wird das Eisen freigegeben und der Rezeptor gelangt mit Apotransferrin wieder an die Zelloberfläche.
Eisenspeicherung erfolgt im Leberparenchym und in den retikuloendothelialen Zellen von Knochenmark, Leber und Milz. Es existieren hierbei zwei Speicherformen, Ferritin und Hämosiderin. Im ersten Fall wird Fe^{2+} im Zytosol durch Ferrooxidase I (Caeruliplasmin) zu Fe^{3+} oxidiert und an Apoferritin gebunden (= Ferritin). Durch eine Ferritin-Reduktase kann Fe^{3+} wieder aus dem Ferritin freigesetzt werden. Hämosiderin ist eine unlösliche Speicherform des Eisens und besteht wahrscheinlich aus Abbauprodukten des Ferritins. Im Hämosiderin ist das Eisen als Eisenhydroxid ($Fe[OH]_3$) gebunden.
Ausgeschieden wird Eisen nur in geringen Menschen. Ein großer Teil geht mit der Desquamation des Darm- und Hautepithels verloren, der Rest mit Urin, Galle und Schweiß. Frauen verlieren während der Menstruation ca. 12–30 mg Eisen.
Die Regulation des beschriebenen Eisen-Stoffwechsels erfolgt über die Expression des TfR, des Apoferritins und der δ-Amunilävulinsäure-Synthase. Als Sensor für die intrazelluläre Eisenkonzentration fungiert dabei ein sog. eisensensorisches Protein, das die Translation genannter Proteine reguliert. Bei niedriger Eisenkonzentration bindet es an eine als Iron Response Element (IRE) bezeichnete Region auf der mRNA der drei Proteine, bei hoher Eisenkonzentration verliert es diese Bindeaktivität.
Bei Eisenüberdosierung kommt es zu Hämosiderose und Hämochromatose. Bei ersterer kommt es zu vermehrten Eisenablagerungen im Leberparenchym. Diese entstehen bei Leberzirrhose und auch durch häufige Bluttransfusionen, bei denen viel Eisen aufgenommen wird, das der Körper nicht mehr loswerden kann. Bei der Hämochromatose ist der Mukosablock aufgrund eines Gendefekts gestört, sodass kontinuierlich zu viel Eisen aufgenommen und u. a. in Leber, Pankreas und Herz abgelagert wird. Eisenmangel verursach eine mikrozytäre, hypochrome Anämie; aufgrund des Eisenmangels verringert sich die Hämoglobinsynthese und Größe und Hämoglobingehalt nehmen ab.

13. Welche Aussage ist korrekt?

A) DMT-1-Transporter resorbieren die oxidierte Form des Eisen-Ions.
B) Mobilferrin befindet sich intrazellulär, Apotransferrin extrazellulär.
C) Pathologisch erhöhte Eisenablagerungen im Leberparenchym bezeichnet man als Hämosiderose.
D) Das eisensensorische Protein reguliert direkt die δ-Amunilävulinsäure-Synthase.
E) Von Apotransferrin spricht man nur im mit Eisen beladenen Zustand des Transporters.

14. Welche Aussage ist korrekt?

A) Intrazellulär kommt Eisen v. a. in seiner oxidierten Version vor.
B) Überschüssiges Eisen wird an das Blut abgegeben.
C) Es gilt totale EBK : latente EBK = 1,5.
D) Hämoglobin ist ein Enzym.
E) Der Transferrinrezeptor ist mit Mukosazellen assoziiert.

15. Welche der Aussagen lassen sich aus dem Text ableiten?

A) Das Iron Response Element ist ein DNA-Abschnitt.
B) Das Iron Response Element verliert während der Menstruation seine Bindeaktivität.
C) Eisen wird im Körper auch in elementarer Form gebunden.
D) Saure pH-Werte führen zur Freisetzung des Eisens aus dem Transferrin.
E) Apoferrin kommt im Blut nicht als freie Form vor.

16. Welche der folgenden Aussagen ist oder sind korrekt?

I. Dialysepflichtige Menschen leiden statistisch häufiger unter Hämochromatose.
II. Hämosiderose kann zu Atemnot führen.
III. Beim Mukosablock handelt es sich um einen intrazellulären Eisenspeicher.
IV. Eine Hämosiderose kann zu einer hypochromen Anämie beitragen.

A) Nur Aussage I.
B) Nur Aussage II.
C) Nur Aussage IV.
D) Aussagen III. und IV.
E) Aussagen II und III.

17. Welche der folgenden Aussagen lässt sich oder lassen sich aus den Inhalten des Textes ableiten?

I. Nicht alle Cysteine enthalten SH-Gruppen.
II. Ferrireduktasen befinden sich im Magen-Darm-Trakt.
III. Auf dem Weg vom Darmlumen bis ins Innere des Zielorgans wird das Eisen vermutlich an fünf verschiedene Transporter gebunden.
IV. Verminderte Eisen-Spiegel können auf eine Leberzirrhose schließen lassen.

A) Nur Aussage I.
B) Nur Aussage II.
C) Nur Aussage IV.
D) Aussagen III. und IV.
E) Aussagen II und III.

18. Welcher Begriff passt nicht zu den übrigen?

A) Caeruliplasmin
B) Vitamin C
C) Ferrooxidase I
D) Hephaestin
E) Hämosiderin

Text 4:

An der Blutgerinnung (Hämostase) sind plasmatische Gerinnungsfaktoren (GF) beteiligt, die Serinprotease-Aktivität haben oder die Funktion von Cofaktoren übernehmen. Gerinnungsfaktoren sind meist Glykoproteine, die als inaktive Vorstufen von der Leber gebildet und in das Blut abgegeben werden. Die Blutgerinnung führt letztendlich zur Umwandlung von Fibrinogen (GF I) zu Fibrin, welches gemeinsam mit Thrombozyten die Wunde verschließt. Die Umwandlung von Fibrinogen zu Fibrin erfolgt durch Abspaltung zweier kleiner Peptide. Als spezifische Protease dient dabei Thrombin (GF IIa), das seinerseits durch Proteolyse aus Prothrombin entsteht. Man unterscheidet zwei verschiedene Wege (extrinsische und intrinsische Aktivierung) zum Auslösen der Kaskade, die jedoch beide in dieselbe Endstrecke münden, an deren Schlusspunkt Fibrin entsteht.

Der extrinsische Weg wird durch Faktor III ausgelöst. Bei GF III handelt es sich dabei um ein Transmembranprotein, das von subendothelialen Fibroblasten und glatten Muskelzellen gebildet wird. GF III bekommt bei einer Endothelverletzung in Kontakt mit Blut und aktiviert Faktor VII. Faktor III und VIIa bilden mit Phospholipiden und Ca^{2+}-Ionen einen Enzym-Komplex, die sog. extrinsische Tenase. Der intrinsische Weg läuft in vier Schritten ab. Zur Aktivierung von Faktor XII kommt es durch Kontakt mit Kollagen (wird bei Verletzungen freigelegt), Kallikrein oder hochmolekularem Kininogen. Als aktivierte Version XIIa aktiviert er Faktor XI. XIa aktiviert wiederum Faktor IX zu IXa. Faktor IXa und VIIIa bilden mit Phospholipiden und Ca^{2+}-Ionen einen Enzym-Komplex, die sog. intrinsische Tenase.

Sowohl der extrinsische als auch der intrinsische Aktivierungsweg münden in derselben Endstrecke, welche die Schlüsselreaktion der Hämostase beinhaltet: die Umwandlung von löslichem Fibrinogen in unlösliches Fibrin, das die Grundsubstanz eines Blutgerinnsels (= Thrombus) darstellt. Beide Tenasen sind in der Lage, Faktor X zu aktivieren. In der Folge setzt sich die Kettenreaktion fort: Zusammen mit Cofaktor V wandelt Xa Prothrombin (GF II) in Thrombin. V und Xa bilden hierzu den Prothrombinase-Komplex. Es kommt zu einer limitierten proteolytischen Spaltung von Fibrinogen (GF I) in Fibrin-Monomere durch Thrombin (GF IIa). Die Fibrin-Monomere vernetzen sich quer über kovalente Bindungen zwischen Glutamin- und Lysinresten. Es entsteht der Fibrinthrombus, der die Wunde weiter verschließt.

Eine Hemmung der Blutgerinnung ist sowohl in vitro als auch in vivo möglich. Um die Gerinnung in vitro zu verhindern, kann man Chelatoren zusetzen, die Komplexe mit den Ca^{2+}-Ionen des Blutes bilden. Calcium ist notwendig, um die Gerinnungsfaktoren lokal zu binden. Blutgerinnung ist dann nicht mehr möglich. Üblich ist die Verwendung von Citrat oder EDTA, um beispielsweise Blutproben vor der Gerinnung zu schützen. In vivo kann die Gerinnung u. a. durch Antithrombin gehemmt werden. Dessen Synthese erfolgt in der Leber. Danach bindet und inaktiviert es mit großer Effizienz Xa und Thrombin, mit geringer Effizienz auch die meisten anderen Gerinnungsfaktoren. Heparin erfüllt eine ähnliche Aufgabe. Hierbei handelt es sich um ein saures Mucopolysaccharid (Polyanion), das in Mastzellen und eosinophilen/basophilen Granulozyten gebildet wird. Durch Bindung an Antithrombin III verstärkt es dessen Hemmwirkung 1000-fach. Jedoch kann es nicht oral gegeben werden, da es im Verdauungstrakt durch Glykosidasen hydrolysiert wird.

19. Welche der Aussagen ist aus dem Text ableitbar?

A) Cofaktoren wirken als Serinproteasen.
B) Ca^{2+}-Ionen sind nur im extrinsischen Weg von Relevanz.
C) Die Leber kann Glykoproteine synthetisieren.
D) Die Glykosylierung inaktiviert die Gerinnungsfaktoren.
E) Faktor III kommt nur in der intrinsischen Aktivierungskaskade vor.

20. Welche der folgenden Aussagen ist oder sind korrekt?

I. Fibroblasten können Glykoproteine synthetisieren.
II. Die Leber kann Glykoproteine synthetisieren.
III. GF III ist ein Transmembranprotein und auf Ca^{2+}-Ionen angewiesen.
IV. GF III aktiviert GF VI zu VIa.

A) Aussagen I und II.
B) Aussagen II und III.
C) Aussagen I, II und III.
D) Aussagen II, III und IV.
E) Jede der Aussagen.

21. Welche der folgenden Aussagen ist oder sind korrekt?

I. Faktoren XI und XII finden sich nur im intrinsischen Aktivierungsweg.
II. Die extrinsische Tenase enthält zwei verschiedene Gerinnungsfaktoren.
III. Fibrin bezeichnet man am ehesten als Gerinnungsfaktor Ia.
IV. Gerinnungsfaktor I ist (wasser-)löslich.

A) Jede der Aussagen.
B) Aussagen I, II und III.
C) Aussagen I, III und IV.
D) Aussagen II, III und IV.
E) Aussagen II und IV.

22. Welche Aussage zu Gerinnungsfaktoren trifft zu?

A) An der Verbindungsstelle von intrinsischer und extrinsischer Kaskade steht Faktor X.
B) Faktor IX ist nur ein Cofaktor.
C) Im Text werden zwei Cofaktoren genannt.
D) Gerinnungsfaktor X aktiviert Prothrombin.
E) Fibrin-Dimere können kovalente Bindungen eingehen.

23. Welche der Aussagen zur Gerinnungshemmung trifft zu?

A) Chelatoren werden u. a. von Mastzellen produziert.
B) Citrat kann mit Ca^{2+}-Ionen Komplexe bilden.
C) In-vivo-Gerinnungshemmer werden auch in vitro genutzt.
D) Antithrombin inaktiviert Prothrombin.
E) Heparin verstärkt die Wirkung von GF III.

24. Welche Aussage zur Gerinnungskaskade trifft zu?

A) Faktor XIa aktiviert XII.
B) Faktor X aktiviert Faktor XI.
C) Cofaktor V und Faktor Xa aktivieren Faktor II (Fibrin).
D) Faktor XIIa aktiviert Faktor XI.
E) Faktor IX + VIII = intrinsische Tenase.

Übungsset 4

Beantworten Sie die Fragen zu folgenden naturwissenschaftlichen Texten.
(TMS: 60 Min. für 4 Texte, EMS: 45 Min. für 3 Texte)

Text 1:
Sowohl Aldehyde als auch Ketone verfügen über eine Carbonylgruppe als funktionelle Gruppe, jedoch ist diese bei Aldehyden endständig (R-COH), während sie bei Ketonen nicht-endständig ist (R-C[= O]-R). Die organischen Reste können Alkyl- oder Arylgruppen sein, nur beim Formaldehyd entspricht der Rest R einem Wasserstoffatom H. Auch für Aldehyde und Ketone existieren Trivialnamen und systematische Bezeichnungen nebeneinander. Aldehyde entstehen durch Oxidation (Dehydrierung) primärer Alkohole.
Die physikalischen Eigenschaften von Aldehyden und Ketonen sind dadurch beeinflusst, dass beide Stoffgruppen keine Wasserstoff-Brücken bilden könnten und deshalb deutlich niedrigere Siedepunkte als Alkohole besitzen. Aufgrund der Elektronegativitätsdifferenz verfügen sie über ein Dipolmoment, das für eine gewisse Aggregation sorgt. Folglich sind ihre Siedepunkte wiederum höher als die der vergleichbaren Kohlenwasserstoffe (Alkane, Alkene, Alkine). Niedere Aldehyde und Ketone lösen sich aufgrund des Dipolmoments gut in Wasser, bei großen Resten überwiegt jedoch der hydrophobe Charakter.
Die Carbonylgruppe ist aufgrund der unterschiedlichen Elektronegativität polarisiert. Außerdem verschiebt sich die Elektronegativität durch die bewegliche pi-Elektronenwolke leicht. Der Sauerstoff O erhält eine negative, der Kohlenstoff C eine positive Partialladung. Sauerstoff wird dadurch zum nukleophilen Zentrum und von elektrophilen Partnern angegriffen, Kohlenstoff wird elektrophiles Zentrum und von nukleophilen Verbindungen angegriffen.
Aldehyde und Ketone können auch zu Alkoholen reduziert werden. Aldehyde sind im Allgemeinen leichter zu reduzieren als Ketone. Folgende weitere Reaktionen können von Aldehyden oder Ketonen eingegangen werden:

- Reaktion mit O-Nukleophilen (Additionen): Mit Wasser entstehen aus Aldehyden bzw. Ketonen instabile Hydrate. Die Addition von Alkohol führt zu Halbacetalen, bei Ketonen zu Halbketalen. In saurer Lösung ist eine Weiterreaktion zu Vollacetalen/Vollketalen durch Substitution der Hydroxy-Gruppe möglich.
- Reaktion mit N-Nukleophilen (Additions-Eliminierungs-Reaktion): Bei primären Aminen greift zunächst das freie Elektronenpaar des Stickstoff-Atoms im Amin das Kohlenstoff-Atom der C = O-Doppelbindung im Aldehyd bzw. Keton nukleophil an. Von dem Additionsprodukt wird anschließend in einer Eliminierung Wasser abgespalten, sodass sich Azomethine bilden. Aufgrund ihrer > C = N Gruppe gehören sie zu den Iminen.
- Transaminierung: Die Reaktion primärer Amine mit Carbonylverbindungen hat bei der Übertragung der Aminogruppe auf Ketocarbonsäuren in der Biochemie eine große Bedeutung.
- Reaktion mit C-Nukleophilen (Säure-Base-Reaktionen): Durch Protonenabspaltung haben C-Nukleophile ein freies Elektronenpaar und eine negative Ladung. Die Protonenabspaltung ist möglich in Nachbarschaft elektronenziehender Substituenten. In Gegenwart von Basen gelingt die Abspaltung eines Protons auch aus einfachen Aldehyden und Ketonen, wobei ein Aldol entsteht (sowohl Alkohol als auch Aldehyd).
- Redox-Reaktionen: Aldehyde können zu Carbonsäuren oxidiert werden. Bei Ketonen ist eine Oxidation unter Erhalt des Kohlenstoffgerüsts nicht möglich. Geeignete Oxidationsmittel sind: die Fehling-Lösung ($CuSO_4$-Lösung sowie eine alkalische Lösung von Kaliumnatriumtartrat; die Tartrat-Ionen bilden mit Cu^{2+} einen Komplex und verhindern den Ausfall von $Cu[OH]_2$) sowie das Tollens-Reagenz (ammonialkalische Silbernitratlösung, bei dem Silberionen oxidiert werden und als elementares Silber ausfallen).

1. Welche Aussage trifft zu?

A) Ketongruppen sind endständig.
B) Formaldehyd verfügt über Alkyl- oder Arylreste.
C) Oxidiert man einen primären Alkohol, sinkt am ehesten dessen Siedetemperatur.
D) C-Nukleophile haben von Grund auf ein freies Elektronenpaar.
E) Durch Addition eines Protons entstehen aus Aldehyden und Ketonen Aldole.

2. Welche der folgenden Aussagen lässt sich oder lassen sich aus den Inhalten des Textes ableiten?

I. Hinsichtlich der Siedepunkte gilt: primäre Alkohole > Ketone > Alkane.
II. Je kleiner der Rest bei Aldehyden, desto besser die Löslichkeit in Wasser.
III. Bei Additions-Eliminierungs-Reaktionen können Azomethine entstehen.
IV. Alkohole können zu Carbonylverbindungen oxidiert und diese wieder reduziert werden.

A) Aussagen I und III.
B) Aussagen II, III und IV.
C) Aussagen I, II und IV.
D) Aussagen I, II und III.
E) Jede der Aussagen.

3. Welche der Aussagen trifft zu?

A) Aldehyde sind leichter zu oxidieren als Ketone.
B) Aldehyde und Ketone können sich untereinander zu instabilen Hydraten verbinden.
C) Zwei Aldehyde reagieren zusammen zu Acetalen.
D) Bei primären Aminen kann es sich um N-Nukleophile handeln. Diese greifen am ehesten das Kohlenstoffatom einer Aldehydgruppe an.
E) Azomethine sind Alkine.

4. Welche der Aussagen trifft zu?

A) Beim Tollens-Reagenz handelt es sich um ein Reduktionsmittel.
B) Aldehyde können Wasserstoffbrücken bilden, Ketone nicht.
C) Tartrat-Ionen bilden mit Cu^{2+} einen $Cu(OH)_2$-Niederschlag.
D) Im Text ist „Oxidation" ist gleichbedeutend mit „Dehydrierung".
E) Der Kohlenstoff der Aldehydgruppe wird von Elektrophilen angegriffen.

5. Welche Aussage zu chemischen Reaktionen trifft zu?

A) Keton + reduzierendes Agens → Dehydrierung
B) Aldehyd + Carbonsäure → Redox-Reaktion
C) Alkohol + Keton → Halbacetal-Bildung
D) Aldehyd + N-Nukleophil → Additions-Eliminierungs-Reaktion
E) Wasser + instabile Hydrate → Addition

6. Welche der folgenden Aussagen lässt sich oder lassen sich aus den Inhalten des Textes ableiten?

I. Durch die Endständigkeit der Carbonylgruppe steigt die Elektronegativität.
II. Die Eliminierung von Wasser führt immer zur Bildung von Azomethinen.
III. $CuSO_4$ ist eine Tartrat-Verbindung.

A) Aussagen I und III.
B) Aussagen II und III.
C) Nur Aussage I.
D) Nur Aussage II.
E) Keine der Aussagen.

Text 2:

Sobald ein Erreger die passiven Barrieren von Haut, Verdauungssystem etc. passiert hat beginnt die aktive Immunabwehr. Diese erfolgt in mehreren Schritten, die teilweise von den Erregern umgangen werden können. Letztendlich unterlag auch das Wechselspiel aus Angreifern und Abwehrsystem des menschlichen Körpers den evolutionären Anpassungsprozessen.

Beinahe unmittelbar nach Eindringen der Erreger in Körperzellen beginnt die unspezifische Immunabwehr durch die Aktivierung neutrophiler Granulozyten und Makrophagen. Sie fressen erste Erreger und schütten zudem Zytokine aus, um weitere Immunzellen anzulocken. Hierzu wird die Durchblutung durch Vasodilatation und Erleichterung der Diapedese (Expression von Adhäsions-Molekülen in den Gefäßen) erhöht. Auch die humorale (d. h. nicht-zelluläre) unspezifische Abwehr mit den Komplementsystem-Proteinen wird aktiviert.

Erreger werden von Makrophagen und dendritischen Zellen eliminiert. Vor allem dendritische Zellen präsentieren die fremden Antigene nun an ihrer Oberfläche. Sie wandern schließlich zu den sekundären lymphatischen Organen wie Lymphknoten und präsentieren die fremden Antigene dort den naiven Lymphozyten. Es kommt zur Aktivierung der spezifischen Immunabwehr.

T-Lymphozyten werden durch die Antigenpräsentation sensitiviert und entwickeln sich je nach Oberflächenmerkmal zu T-Helferzellen (CD-4; MHC II) oder zytotoxischen T-Zellen (CD-8; MHC I). T-Lymphozyten schütten ebenfalls Zytokine aus. Dadurch können sie sich selbst klonieren. Ein Teil von ihnen wird auch zu T-Gedächtniszellen. Außerdem locken die Zytokine weitere Abwehrzellen (v. a. Fresszellen) an. Trotz schrittweiser Darstellung erfolgen die Prozesse in der Realität jedoch weitgehend parallel. Jedoch gilt, dass bei Befall eines noch unbekannten Erregers, die unspezifische immer vor der spezifischen Immunabwehr eintritt, da Erstere die Letztere aktivieren muss.

Auch B-Lymphozyten werden zunächst „teilweise“, nach Kontakt mit einer T-Helferzelle vollständig aktiviert. Es folgt eine Eigenklonierung durch Zytokine sowie eine Differenzierung zu Plasmazellen bzw. B-Gedächtniszellen. Plasmazellen produzieren Antikörper gegen Antigene der Erreger. Diese haben sie zuvor von dendritischen Zellen bzw. T-Helferzellen präsentiert bekommen. Diese Antikörper markieren (opsonieren) Erreger und hemmen ihre Fortbewegung. Dadurch können sie leichter gefressen werden. Während das Komplementsystem die unspezifische humorale Abwehr darstellt, repräsentieren Antikörper die spezifische humorale Abwehr. B-Gedächtniszellen merken sich Oberflächenstrukturen über viele Jahrzehnte und initiieren eine Immunabwehr deutlich schneller nach erneuter Infektion. Dies ist auch das Wirkprinzip der meisten Impfstoffe.

Besonderheiten ergeben sich nach Befall durch Viren oder Entartung. Um nicht von zytotoxischen T-Zellen getötet zu werden, unterbinden manche Viren oder Tumorzellen die Expression zelleigener Oberflächenproteine (MHC I). Jedoch spezialisierten sich sog. natürliche Killerzellen (NK-Zellen) auf das Erkennen fehlender MHC I-Proteine und töten ebendiese Zellen ab. Problematisch sind weiterhin Viren, die durch rasche Mutationsraten schneller ihre Oberflächenstrukturen verändern, als das Immunsystem diese speichern und attackieren kann. Dies trifft z. B. auf das HI-Virus zu. Dieses ist zudem besonders tückisch, da die Viren T-Zellen befallen, diese verändern, sodass diese vom eigenen Immunsystem abgetötet werden. Es kommt zur Immunschwäche. HIV ist nach wie vor unheilbar aber durch medikamentöse Behandlung meist kaum mehr letal.

7. Welches Begriffspaar passt zusammen?

A) CD-4 – MHC I
B) Zytotoxische B-Zellen – CD-8
C) HIV – B-Lymphozyten
D) Antikörper – Plasmazellen
E) MHC II – NK-Zellen

8. Welche der folgenden Aussagen lässt sich aus den Inhalten des Textes ableiten?

A) Es existieren keine T-Gedächtniszellen.
B) T-Lymphozyten werden in Lymphknoten aktiviert.
C) Die Eigenklonierung der Lymphozyten bezeichnet man auch als „Diapedese".
D) T-Helferzellen werden mithilfe von B-Helferzellen vollständig aktiviert.
E) Die Milz ist ein lymphatisches Organ.

9. Welche der folgenden Aussagen lässt sich oder lassen sich aus den Inhalten des Textes ableiten?

I. Sowohl die spezifische als auch die unspezifische Abwehr verfügen über einen zellulären und einen humoralen Anteil.
II. Neutrophile Granulozyten zählen zu den Fresszellen.
III. Antikörper dienen der Opsonierung.
IV. Impfstoffe „trainieren" die spezifische Immunabwehr, sodass diese bei tatsächlichem Erregerbefall schneller aktiv wird.

A) Aussagen I und II.
B) Aussagen I, III und IV.
C) Aussagen II, III und IV.
D) Aussagen I, II und III.
E) Jede der Aussagen.

10. Welche Aussage trifft zu?

A) Dendritische Zellen zählen zu den Lymphozyten.
B) Antikörper werden letztendlich von weiterentwickelten T-Lymphozyten produziert.
C) Der Befall von T-Lymphozyten durch HI-Viren kann durch B-Lymphozyten recht gut ausgeglichen werden.
D) Zytokine kommen nur bei der spezifischen Immunabwehr zum Einsatz.
E) Antikörper binden Antigene.

11. Welche der folgenden Aussagen lässt sich oder lassen sich aus den Inhalten des Textes ableiten?

I. Das Komplementsystem zählt zur spezifischen Immunabwehr.
II. NK-Zellen erkennen Viren.
III. Die Haut stellt eine Barriere für Erreger dar.
IV. Dendritische Zellen vermitteln zwischen unspezifischer und spezifischer Immunantwort.

A) Keine der Aussagen.
B) Aussagen II, III und IV.
C) Aussagen III und IV.
D) Aussagen I und III.
E) Jede der Aussagen.

12. T-Lymphozyten ...

A) ... sind die Vorgänger von B-Lymphozyten.
B) ... werden anders als B-Lymphozyten in Lymphknoten aktiviert.
C) ... exprimieren entweder CD-1 oder CD-2.
D) ... erhalten Informationen zu Antigenen von dendritischen Zellen.
E) ... können sich zu T-Killerzellen differenzieren.

Text 3:
Der Austausch von Natrium gegen Kalium ermöglicht die Rückresorption von Wasser im Zäkum und Colon und damit die Eindickung des Chymus. Zur Verbesserung der Gleitfähigkeit werden zunehmend Muzine sezerniert. Der Dickdarm selbst ist vorwiegend von anaeroben Bakterien (z. B. Lactobacillus, Clostridium) besiedelt, die die Nahrung weiter aufschließen und u. a. Vitamin K produzieren. Immunologische Funktion übernimmt die Appendix vermiformis. Am Ostium ileale (klinisch: Bauhin-Klappe) mündet das Ileum des Dünndarms in das Zäkum des Dickdarms. Durch Anordnung der Labrum ileocolicum und ileocaecale genannten Schleimhautfalten wird ein Reflux des Coloninhalts in das Ileum verhindert.
Das Colon wird in vier Abschnitte geteilt, die in unterschiedlicher Beziehung zur Peritonealhöhle stehen. Das Colon ascendens zieht sekundär retroperitoneal auf der rechten Seite der Bauchhöhle nach kranial und geht über ins Colon transversum. Dieses zieht intraperitoneal von rechts schräg nach links kranial zur Flexura coli sinistra. Das anschließende Colon descendens zieht sekundär retroperitoneal nach kaudal und mündet in das intraperitoneale Colon sigmoideum.
Neoplasien im Kolon und Rektum (kolorektales Karzinom) gehören in Deutschland zu den zweithäufigsten Tumoren. Aus zunächst gutartigen Neubildungen (Adenomen) entwickeln sich schließlich Karzinome, die häufig lange asymptomatisch bleiben. Leistungsminderung, Müdigkeit, Gewichtsverlust, Änderung der Stuhlgewohnheiten (mit sog. Bleistiftstühlen oder Verstopfung) oder Blut im Stuhl können Hinweise für kolorektale Karzinome sein. Nicht sichtbares (okkultes) Blut ist mit Haemoccult-Tests nachweisbar. Ab dem 50. Lebensjahr wird dieser zusammen mit einer Darmspiegelung vorsorglich durchgeführt. Genetische Risikofaktoren, einseitige, ballaststoffarme und schadstoffreiche Ernährung erhöhen die Erkrankungswahrscheinlichkeit. Als Therapiemöglichkeiten eignen sich operative Resektionen, Chemo- und Strahlentherapien.
Bei einer Appendizitis handelt es sich um eine akute Entzündung der Appendix. Sie kann sich entwickeln, wenn ihre Entleerung behindert wird, z. B. durch Fremdkörper wie Obstkerne, Kotsteine, Parasiten oder akute Lageveränderungen mit Abschnürung der Blutzufuhr. Eine Appendizitis tritt meist zwischen Kindheit und Adoleszenz auf. Typische Symptome entwickeln sich innerhalb von 12–24 h: Bauchschmerzen, die sich vom Nabelbereich in den rechten Unterbauch verlagern und oft durch Anheben des rechten Beins gelindert werden können, Übelkeit, Erbrechen, Fieber, Blutbild mit Entzündungszeichen. Zur Vermeidung eines Durchbruchs erfolgt im Regelfall eine Appendektomie.
Im Colon sigmoideum, dem letzten Abschnitt des Kolons, finden sich besonders häufig Divertikel. Bestehen mehrere von ihnen nebeneinander, spricht man von einer Divertikulose. Da die Divertikel bei normaler Darmperistaltik nicht effektiv entleert werden, kann sich in ihnen Stuhl anstauen, was zu einer Divertikulitis führt. Hierbei handelt es sich um eine rasch progrediente, sehr schmerzhafte Erkrankung mit Eiteransammlungen, subfebrilen Temperaturen, akutem Abdomen und ggf. Darmperformation. Die Symptome ähneln einer Appendizitis, jedoch sind die Schmerzen links statt rechts lokalisiert.
Die Colitis ulcerosa ist neben dem Morbus Crohn die zweite wichtige chronisch entzündliche Darmerkrankung. Sie verläuft in Schüben und breitet sich meist vom Rektum aus. Betroffen sind v. a. oberflächliche Schleimhautschichten, in denen Ulzerationen entstehen, die leicht bluten. Typisch sind Durchfälle mit Schleim- und Blutbeimengungen sowie Bauchschmerzen.

13. Welche Zuordnung von Krankheit und Symptomen trifft zu?

A) Appendizitis – Schmerzen im rechten Oberbauch
B) Divertikulitis – okkultes Blut
C) Colitis ulcerosa – Gewichtsverlust
D) Kolorektales Karzinom – Leistungsminderung
E) Appendizitis – Ileus

14. Das kolorektale Karzinom ...

A) ... ist prinzipiell gutartig (benigne).
B) ... ist durch den Haemoccult-Test nachweisbar.
C) ... wird häufig mit Antibiotika behandelt.
D) ... entsteht zumeist im Colon transversum.
E) ... tritt v. a. nach dem 50. Lebensjahr auf.

15. Das Colon ...

A) ... schließt sich an das Zäkum an.
B) ... ist der Ort der Wasserresorption im Körper.
C) ... endet mit der Bauhin-Klappe.
D) ... beherbergt Pseudomonas-Bakterien.
E) ... liegt teilweise sekundär intraperitoneal.

16. Welche Aussage trifft zu?

A) Ein Reflux von Nahrungsbrei vom Ileum in das Colon wird durch die Bauhin-Klappe verhindert.
B) Ballaststoffarme Ernährung erhöht sowohl das Risiko für ein kolorektales Karzinom als auch für eine Appendizitis.
C) Von den im Text erwähnten Erkrankungen zählen Blutbeimengungen im Stuhl nur zu den Symptomen eines kolorektalen Karzinoms.
D) Das Anheben des rechten Beins kann Schmerzen einer Appendizitis mindern.
E) Morbus Crohn breitet sich vom Rektum aus.

17. Welche der folgenden Aussagen lässt sich oder lassen sich aus den Inhalten des Textes ableiten?

I. Eine Divertikulitis unterscheidet sich von einer Appendizitis u. a. durch die Lokalisation der Bauchschmerzen.
II. Ein Adenom ist (meist) bösartig (maligne).
III. Während eine Appendizitis meist um die Kindheit herum diagnostiziert wird, erfolgen Screenings auf kolorektale Karzinome meist in der zweiten Lebenshälfte.

A) Nur Aussage I.
B) Jede der Aussagen.
C) Nur Aussage III.
D) Aussagen I und III.
E) Aussagen I und II.

18. Welche Aussage zum Dickdarm trifft zu?

A) Das Colon transversum liegt wie das Colon sigmoideum intraperitoneal.
B) Das Colon sigmoideum bildet das Rektum.
C) Als „Chymus“ bezeichnet man das im Colon resorbierte Wasser.
D) Das Ostium colicum bezeichnet man auch als Bauhin-Klappe.
E) Das Vorkommen von Lactobacillus im Colon ist immer krankhaft (pathologisch).

Text 4:
Das Ovar entsteht in der Genitalleiste. Tuben, Uterus und Vagina entwickeln sich aus dem sog. Müller Gang. In der 5./6. Embryonalwoche wandern Urkeimzellen in die Genitalleiste ein und siedeln sich in den Keimsträngen (Vorläufer des Follikelepithels) an. In der Genitalleiste findet zunächst eine mitotische Vermehrung der Urkeimzellen sowie eine Differenzierung zu Oogonien (2n, 2C) statt, die sich weiter vermehren und ihre DNA verdoppeln. Nun spricht man von einer primären Oozyte (2n, 4C), die in die erste Reifeteilung der Meiose eintritt und schließlich im Diktyotän verbleibt. Die primäre Oozyte verbleibt mindestens bis zum Beginn der Geschlechtsreife im Diktyotän. In diesem Stadium erhält jede Oozyte eine eigene Hülle aus flachem einschichtigem Epithel und wird damit zum Primordialfollikel. Ab der Geschlechtsreife entwickeln sich die Primordialfollikel weiter bis zur befruchtbaren Eizelle. Dabei können auch histologisch mehrere Reifestadien unterschieden werden: Primordialfollikel → Primärfollikel → Sekundärfollikel → Tertiärfollikel bzw. Graaf-Follikel. Kurz vor der Ovulation beendet die Eizelle die erste Reifeteilung. Ein Polkörper (1n, 2C) spaltet sich ab. Nun spricht man von einer sekundären Oozyte (1n, 2C). Die zweite Reifeteilung beginnt während der Ovulation und wird erst nach der Befruchtung beendet. Auf dem Weg zum sprungreifen Ovum findet eine Atresie statt, sodass nur ca. 400 sekundäre Oozyten aus den 400.000 ursprünglichen Primordialfollikeln hervorgehen.
Die Keimzellen stehen in engem Kontext mit dem Hormonsystem. Ihre Entwicklung wird direkt durch die von der Adenohypophyse gebildeten Hormone FSH und LH bestimmt. Die Hypophyse selbst wird vom Hypothalamus-Hormon GnRH gesteuert. Die heranwachsende Eizelle produziert Östrogene, der Corpus luteum Gestagene wie Progesteron. Die Sekretion der verschiedenen Hormone ist über Feedback-loops gekoppelt.
Sog. Kiss-Peptide im Hypothalamus steuern die Produktion von GnRH. GnRH steuert wiederum die Hypophyse und bedingt deren Sekretion von LH und FSH. FSH reguliert die Follikelreifung. Die wachsenden Kohortenfollikel produzieren Östrogen und Inhibin. Letzteres blockiert die FSH-Freisetzung. Aus diesem Grund wird derjenige Follikel der Kohorte zum dominanten, der am meisten FSH-Rezeptoren aufweist und am wenigsten vom Inhibin beeinträchtigt ist.
LH ist entscheidend bei der Ovulation, indem es die Meiose vorantreibt, Cumulus und Follikelwand auflöst und so die Freisetzung der Eizelle ermöglicht. Es wird nicht durch Inhibin rückgekoppelt. Das von den Follikeln produzierte Östrogen ist positiv an die Kiss-Proteine zu Beginn des Kreislaufs gekoppelt, treibt die Hormonbildung also voran. Progesteron, das neben Östrogen bei der Follikelreifung entsteht, ist negativ an Kiss gekoppelt, inhibiert also den Kreislauf. LH bewirkt zudem die Ovulation. Nach dem Eisprung bleibt der Corpus luteum zurück und produziert – wie bereits erwähnt – Progesteron. Kommt es zur Implantation bildet der Embryo hCG (Analogon zu LH) und der Corpus luteum persistiert als Corpus luteum graviditatis (bleibt über ca. 2 Monate, dann Plazenta als Hormonproduzent).
Das Absinken des Progesteron-Spiegels führt zu Hormonentzugsblutungen und Abstoßung des Stratum functionalis uteri. Der steigende Östrogenspiegel bewirkt die Rückbildung des Endometriums. Der Zweck des Zyklus besteht in der Einsparung von Energie, da eine Ovulation einen Anstieg der Körpertemperatur um ca. 1 °C bewirkt.

19. Welche der folgenden Aussagen lässt sich oder lassen sich aus den Inhalten des Textes ableiten?

I. Der Progesteron-Spiegel ist den gesamten Zyklus über konstant.
II. Die Hypophyse produziert das Hormon GnRH.
III. Östrogen wirkt direkt auf die Hypophyse.
IV. Follikel produzieren Progesteron.

A) Nur Aussage I.
B) Nur Aussage II.
C) Nur Aussage III.
D) Nur Aussage IV.
E) Keine der Aussagen.

20. Welche der folgenden Aussagen lässt sich oder lassen sich aus den Inhalten des Textes ableiten?

I. Der Hypothalamus im Gehirn ist an der Follikelreifung in den Ovarien beteiligt.
II. Die Ovulation und Hormonentzugsblutungen fallen zeitlich in etwa zusammen.
III. Unter der Prämisse, dass der hCG-Spiegel bestimmbar ist, kann er als Indikator einer Schwangerschaft gelten.
IV. Ein hoher Progesteron-Spiegel führt bei der Frau zur Menstruation.

A) Nur Aussage I.
B) Aussagen II und III.
C) Aussagen I und III.
D) Nur Aussage IV.
E) Aussagen I, III und IV.

21. Welche Aussage zur Entwicklung der Keimbahn trifft zu?

A) Der Uterus entwickelt sich aus dem Müller-Gang, die Tuben aus der Genitalleiste.
B) Sekundärfollikel entstehen ab der Geschlechtsreife.
C) Die Reifung der primären Oozyte bezeichnet man als „Diktyotän".
D) Die Wahrscheinlichkeit, dass ein Primordialfollikel zu einer sprungreifen Eizelle wird, beträgt 1 %.
E) Es gilt: primäre Oozyte = 2n, 4C, sowie sekundäre Oozyte = 2n 2C.

22. Inhibin ...

A) ... reguliert sowohl die Kiss-Peptide als auch die FSH-Sekretion.
B) ... blockiert die LH-Freisetzung.
C) ... adressiert dasselbe Zielorgan wie Progesteron.
D) ... hat die gleiche Wirkung auf Kiss-Peptide wie Östrogen.
E) ... wird von der Hypophyse sezerniert.

23. Welche Aussage trifft NICHT zu?

A) Der Corpus luteum produziert Östrogen.
B) Ein Primärfollikel entsteht aus einem Primordialfollikel.
C) Die Plazenta besitzt endokrine Aktivität (sie produziert Hormone).
D) Östrogen und Progesteron wirken antagonistisch auf die Kiss-Peptide.
E) Der Cumulus wird unter Wirkung des LHs aufgelöst.

24. Welche der Aussagen sind aus dem Text ableitbar?

A) Das Diktyotän erfolgt vor Abschluss der ersten Reifeteilung.
B) Ohne abgeschlossene zweite Reifeteilung kann keine Befruchtung stattfinden.
C) Es gibt vermutlich mehr Sekundär- als Primärfollikel.
D) Es gilt: Primordialfollikel = Oozyte – Epithelhülle.
E) Der dominante Kohortenfollikel hat am meisten Inhibin-Rezeptoren.

Übungsset 5

Beantworten Sie die Fragen zu folgenden naturwissenschaftlichen Texten.
(TMS: 60 Min. für 4 Texte, EMS: 45 Min. für 3 Texte)

Text 1:

Das Hormonpflaster wird wie ein normales Pflaster von der Frau selbst auf die Haut geklebt, wo es sieben Tage verbleibt und anschließend ausgetauscht wird. Pro Zyklus werden so drei Pflaster verbraucht, da drei Wochen lang jede Woche ein neues benutzt wird und danach eine einwöchige Pause folgt. In dieser Hinsicht ähnelt die Anwendung der der „Pille". Das Pflaster kann an einer beliebigen Stelle angebracht werden, Ausnahme ist die Brust. Die Wirkstoffe des Hormonpflasters, Ethinylestradiol und Norelgestromin, diffundieren durch die Haut und gelangen über hautnahe Gefäße direkt in die Blutbahn ohne den Magen-Darm-Trakt passieren zu müssen. Dabei wirkt das Östrogen Ethinylestradiol auf die gleiche Weise wie bei der Antibabypille. Norelgestromin ist das wirkende Gestagen und entspricht somit dem Levonorgestrel der Antibabypille. Mit einem Pearl-Index von 0,72 bis 0,9 ist das Hormonpflaster eine sichere Verhütungsmethode.

Das Verhütungsstäbchen ist ein streichholzgroßes, weiches Kunststoffstäbchen (4 cm lang und 2 mm breit), das an der Innenseite des Oberarms subkutan eingesetzt wird. Das Implantat wirkt danach drei Jahre lang. Es setzt von dort aus Hormone frei, allerdings ausschließlich Gestagene. Der Wirkstoff hier ist Etonogestrel. Durch die zusätzlichen Gestagene wird dem weiblichen Körper das Signal einer Schwangerschaft vorgetäuscht und die nächsten physiologischen Schritte werden eingeleitet, um eine weitere Befruchtung zu verhindern. Einerseits wird der Schleim der Gebärmutter dicker, sodass es den Spermien erschwert wird, in die Gebärmutter einzudringen. Andererseits werden weitere Eisprünge unterdrückt, da bei einer bereits laufenden Schwangerschaft keine neue reife Eizelle benötigt wird. Der dritte Ansatzpunkt der synthetischen Gestagene ist die Veränderung der Wand der Gebärmutter: Diese wird flacher, wodurch die Nidation einer befruchteten Eizelle erschwert wird. Ein positiver Effekt des Verhütungsstäbchens ist die langzeitige Verhütung. Das Stäbchen ist zwar sichtbar, aber dennoch nicht so stark auffällig wie das Hormonpflaster. Außerdem liegt der Pearl-Index des Implantats bei 0,1, womit es eine sehr sichere Verhütungsmethode ist. Jedoch ist zu bedenken, dass durch einen unterdrückten Eisprung die Östrogenwerte drastisch absinken, was das Risiko, an Osteoporose zu erkranken, erhöht.

Die „Kupfer-Spirale" wirkt, indem sie Kupferionen absondert, durch welche die Samenzellen oder eine befruchtete Eizelle abgetötet werden. Hierbei wird also nicht nur eine Befruchtung, sondern auch die Nidation einer bereits befruchteten Eizelle verhindert. Die „Hormon-Spirale" beruht auf einer rein hormonellen Basis. Durch die vaginale Applikation der Spirale müssen die Hormone nicht durch den Körperkreislauf wandern, um ihr Ziel zu erreichen. Deshalb reichen kleine Hormon-Dosen, um den gewünschten Effekt zu erzielen. Auch hier werden ausschließlich Gestagene verwendet, die durch das Verdicken des Schleims am Gebärmutterhals und den verringerten Aufbau der Gebärmutterschleimhaut eine Schwangerschaft verhindern. Das Einsetzen erfolgt i. d. R. durch den Gynäkologen, der danach mithilfe von Ultraschall überprüft, ob die Hormonspirale richtig sitzt. Als Wirkstoff wird hier Levonorgestrel verwendet. Auf biologisch-chemischer Ebene sind die Vorteile die geringe systemische Wirkstoffdosierung und das Fehlen von Östrogenen. Diese beiden Komponenten führen zu einer guten Verträglichkeit bei den Nutzerinnen. Der Pearl-Index liegt zudem bei 0,2 bis 0,4. Auch im Alltagsleben ist es praktisch, da bis zu fünf Jahre am Stück damit verhütet werden kann.

1. Welche Aussage zu Verhütungsmitteln trifft zu?

   A) Das Verhütungsstäbchen wirkt von den hier genannten Verhütungsmitteln am längsten.
   B) Das Hormonpflaster unterbindet die Menstruationsblutung.
   C) Das Hormonpflaster kann an jeder beliebigen Stelle angebracht werden.
   D) Die Antibabypille nutzt den gleichen Wirkstoff wie die Hormonspirale.
   E) Die Hormon-Spirale verfügt über den niedrigsten Pearl-Index.

2. Welche der folgenden Aussagen sind aus dem Text ableitbar?

   A) Die „Pille" wird im Normallfall drei Wochen am Stück eingenommen.
   B) Der Wirkstoff des Verhütungsstäbchens kommt auch im Hormonpflaster vor.
   C) Erhöhte Östrogenwerte können zu Osteoporose beitragen.
   D) Norelgestrim wirkt wie Ethinylestradiol.
   E) Die Einnistung (Nidation) der befruchteten Eizellen benötigt eine ausreichend flache Gebärmutterwand.

3. Welche der folgenden Zuordnung trifft NICHT zu?

   I. Ethinylestradiol – Östrogen
   II. Levonorgestrel – Östrogen
   III. Etonogestrel – Gestagene
   IV. Norelgestrim – Gestagen

   A) Keine der Aussagen.
   B) Nur Aussage I.
   C) Nur Aussage II.
   D) Nur Aussage III.
   E) Nur Aussage IV.

4. Welche der folgenden Aussagen zum Hormonpflaster trifft oder treffen zu?

   I. Die Wirkstoffe des Hormonpflasters umgehen den Magen-Darm-Trakt.
   II. Das Hormonpflaster enthält nur Gestagene.
   III. Das Hormonpflaster ist eine recht unsichere Methode der Empfängnisverhütung.
   IV. Pro Woche werden drei Hormonpflaster benötigt.

   A) Keine der Aussagen.
   B) Nur Aussage I.
   C) Nur Aussage III.
   D) Aussagen I und II.
   E) Aussagen III und IV.

5. Welche Aussage trifft zu?

   A) Der Pearl-Index reicht von 0 bis 1.
   B) Das Verhütungsstäbchen setzt keine Östrogene frei.
   C) Etonogestrel dickt das Ejakulat ein und hemmt die Motilität der Spermien.
   D) Durch das Verhütungsstäbchen sinken die Gestagen-Werte.
   E) Das Verhütungsstäbchen wird intramuskulär appliziert.

6. Welche Aussage lässt sich aus dem Text ableiten?

   A) Auch die Kupfer-Spirale enthält Hormone.
   B) Die Kupfer-Spirale entfaltet ihre Wirkung erst nach Eindringen der Spermien.
   C) Bei der Verhütung mit Spiralen kommen meist höhere Hormon-Dosen zum Einsatz.
   D) Präparate, die Gestagene enthalten, sorgen häufig zu körperlichen Beschwerden.
   E) Das Einsetzen der Kupfer-Spirale kann von der Frau selbst vorgenommen werden, das Einsetzen der Hormon-Spirale jedoch nicht.

Text 2:
Neben den Neuronen finden sich im Nervensystem auch sog. Gliazellen. Der Entdecker der Gliazellen war Mitte des 19. Jahrhunderts Rudolf Virchow. Er vermutete eine Stütz- und Haltefunktion und gab den Zellen deshalb den Namen Gliazellen, abgeleitet von dem griechischen Wort glia für „Leim". In der Tat übernehmen sie im Allgemeinen Stützfunktion, Stoff- und Flüssigkeitstransport, elektrische Isolation und dienen der Aufrechterhaltung der Homöostase im Gehirn.
Histologisch zeichnen sich Gliazellen durch ein spezifisches Intermediärfilament aus, das saure Gliafaser-Protein (GFAP). Antikörper können als Marker genutzt werden, um z. B. Glianarben zu entdecken. Hierbei handelt es sich um Ansammlungen von Gliazellen, wo zuvor Hirnparenchym abgestorben ist.
Es existieren verschiedene Arten von Gliazellen. Grundlegend wird zwischen Makroglia (Schwann-Zellen bzw. Oligodendrozyten, Astrozyten und Ependym-Zellen) und Mikroglia unterschieden. Makroglia stammen entwicklungsgeschichtlich aus dem Neuroektoderm, bei Mikroglia handelt es sich um eingewanderte Blutzellen. Zur peripheren Glia zählen Schwann-Zellen und Satellitenzellen, zur zentralen Glia alle anderen.
Astrozyten machen den größten Anteil an Gliazellen aus. Sie regulieren das chemische Milieu der extrazellulären Matrix im Gehirn. Hierzu umhüllen sie z. B. Synapsen und begrenzen dadurch die Ausbreitung von Neurotransmittern. Auch können Astrozyten aktiv Transmitter aus dem synaptischen Spalt entfernen sowie untereinander kommunizieren. Hierzu sind sie über Nexus verbunden. In ihrer Funktion als chemische Regulatoren des ZNS sind sie an der Bildung der Blut-Hirn-Schranke beteiligt. Gliafüßchen bilden die Membrana limitans gliae perivascularis sowie im Kortex die Membrana limitans gliae superficialis, die das Eindringen von Erregern von außen verhindern soll. Als Sonderformen existieren die sog. Bergmann-Glia im Cerebellum, die u. a. eine wichtige Rolle für die Entwicklung spielen, Müller-Zellen als Gliazellen der Retina sowie die Pituizyten als spezifische Gliazellen der Neurohypophyse.
Oligodendrozyten (ZNS) und Schwann-Zellen (PNS) sind für die Myelinisierung der Nervenzell-Axone zuständig. Da Myelin zu 70 % aus Lipiden und 30 % aus Proteinen besteht, besitzt es eine weiße Farbe und ist damit namensgebend für die weiße Substanz (im Vergleich zur grauen Substanz). Während die zentralen Oligodendrozyten mehrere Axone zugleich umgeben, könnten die peripheren Schwann-Zellen nur je ein Axon umgeben. Die Myelinisierung bewirkt eine saltatorische Erregungsleitung mit bis zu 100 m/s anstatt einer kontinuierlichen Erregungsleitung von bis zu 30 m/s, wie sie ohne Myelinisierung stattfindet.
Bei den Mikroglia-Zellen handelt es sich um die Immun-/Fresszellen des ZNS. Sie liegen entweder in aktivierter (geschwollene, dicke Fortsätze) oder inaktivierter (feine, verzweigte Fortsätze) Form vor, präsentieren Antigene, sezernieren Zytokine und eliminieren apoptotische oder körperfremde Zellen.
Ependym-Zellen kleiden die mit dem Liquor cerebrospinalis (CSF) gefüllten Ventrikel sowie den Rückenmarkskanal aus. Morphologisch handelt es sich um kubische oder prismatische Epithelzellen, die zahlreiche Kinozilien besitzen und über Nexus und Zonulae adhaerentes verbunden sind. Ihre Durchlässigkeit ist von klinischer Bedeutung. So spiegeln sich einige Erkrankungen und Entzündungen am CSF wider (vgl. Liquorpunktion).
Während Nervenzellen bereits früh die mitotische Vermehrung einstellen, proliferieren Gliazellen ein Leben lang. Häufigere Tumore sind daher sog. Gliome wie das Astrozytom, das Oligodendrogliom und das Glioblastom.

7. Glianarben entstehen vermutlich am wenigsten wahrscheinlich nach ...

A) ... chirurgischen Entfernung eines Astrozytoms.
B) ... einer Depression.
C) ... einem Schlaganfall.
D) ... einer starken Hirnblutung.
E) ... einem Schädel-Hirn-Trauma.

8. Welche Aussage zu den Funktionen verschiedener Gliazellen trifft zu?

A) Oligodendrozyten übernehmen die periphere Myelinisierung.
B) Ependymzellen sind Fresszellen.
C) Mikrogliazellen kleiden die Liquorräume aus.
D) Astrozyten sind an der Blut-Hirn-Schranke beteiligt.
E) Müller-Zellen ermöglichen das Farbsehen.

9. Welche der folgenden Aussagen lässt sich oder lassen sich aus den Inhalten des Textes ableiten?

I. Oligodendrozyten erhöhen die nervale Leitungsgeschwindigkeit.
II. Astrozyten sezernieren Zytokine.
III. Gliome sind eine Art von Astrozytomen.
IV. Astrozyten besitzen GFAP.

A) Jede der Aussagen.
B) Aussagen I, II und IV.
C) Aussagen II, III und IV.
D) Aussagen I und III.
E) Aussagen I und IV.

10. Welche Aussage trifft zu?

A) Myelin besitzt eine gräuliche Farbe.
B) Pituizyten befinden sich in der Adenohypophyse.
C) Alle Nervenzellen sind myelinisiert.
D) Entzündungen können via Liquorpunktion diagnostiziert werden.
E) Inaktive Mikroglia-Zellen erkennt man an ihren dicken Fortsätzen, mit denen sie ihrer Stützfunktion nachkommen.

11. Welche Aussage trifft zu?

A) Astrozyten entstehen aus dem Neuroektoderm.
B) Gliazellen sind bereits seit dem 17. Jahrhundert bekannt.
C) Die saltatorische Erregungsleitung erfolgt mit einer Geschwindigkeit von bis zu 30 m/s.
D) Schwann-Zellen können mehrere Axone zugleich umgeben.
E) Fresszellen finden sich nicht im Gehirn.

12. Welche der folgenden Aussagen lässt sich oder lassen sich aus den Inhalten des Textes ableiten?

I. Ependym-Zellen gehören zu den Mikroglia-Zellen.
II. Die Membrana limitans gliae superficialis wird von Astrozyten gebildet.
III. Die extrazelluläre Matrix des Gehirns unterliegt dem Einfluss der Oligodendrozyten.
IV. Satellitenzellen befinden sich im peripheren Nervensystem (PNS).

A) Aussagen I und III.
B) Aussagen II und IV.
C) Keine der Aussagen.
D) Aussagen I, II und IV.
E) Aussagen II, III und IV.

Text 3:
Das Herz-Kreislauf-System ist das erste funktionsfähige System des Embryos und arbeitet bereits in der 3. Entwicklungswoche (es kontrahiert). Sonographisch ist die Herztätigkeit ab der 6. Woche post menstruationem nachweisbar. Mit der Anlage der ersten Ursegmente entsteht um den 18. Tag im Bereich des viszeralen Mesoderms ein größeres Feld von Zellgruppen. Etwa einen Tag später wird daraus die kardiogene Platte gebildet. Dieser Zellverband formiert zunächst zwei Stränge, die sich zu Endokardschläuchen umbilden. Die Querfaltung und das Längenwachstum des Embryos führen zur Annäherung der Endokardschläuche. Im Bereich der Annäherung bildet sich umhüllend gallertiges Bindegewebe. Zur gleichen Zeit entsteht in unmittelbarer Umgebung das perikardiale Gewebe. Hieraus wird das Perikard gebildet, das die Endokardschläuche umhüllt. Innerhalb dieser Perikardhöhle kommt es nun zu einem ständigen Wandel der Herzanlage.
Die Endokardschläuche vereinigen sich in der Mitte zu einem einheitlichen Raum mit paarigen Ein- und Ausströmungsbahnen. Der Herzschlauch besteht aus dem Sinus venosus, dem kaudalen Atrium commune, dem anschließenden Ventriculus communis und dem kranialen Bulbus cordis. Das schnelle Längenwachstum des Herzschlauchs in der raumbegrenzenden Perikardhöhle bewirkt eine Schleifenbildung. Das ihn umgebende gallertige Bindegewebe verdichtet sich zum Myoepikardmantel. Die Schleifenbildung bewirkt weitere Knickungen und Verdrehungen. Der Kammerteil entwickelt so zwei Abschnitte, einen aufsteigenden und einen absteigenden Anteil.
Um den 30. Tag wird dorsal unter beträchtlicher Vergrößerung der kaudal gelegene Vorhof nach kranial gedrängt. Es entstehenden die Auriculae cordis. Durch stärkeres Wachstum des rechten Anteils des Sinus venosus verlagert sich seine Einmündung in das Atrium nach rechts. Die äußeren Formen der Unterteilung sind damit im Wesentlichen geprägt. Der Vorhof ist zunächst ein einheitlicher Raum.
Um den 32. Tag wächst von der dorso-kranialen Wand ausgehend das Septum primum nach unten. Gleichzeitig entstehen zwischen Vorhof und Kammer dorsal und ventral die Endokardkissen. Sie wachsen aufeinander zu und vereinigen sich. Aus den Endokardkissen werden später die AV-Klappen. Somit ist der Ursprung des Canalis atrioventricularis in einen rechten und linken Teil getrennt. Das Septum primum wächst auf die Endokardkissen zu. Eine verbleibende Öffnung bildet das Foramen ovale. Analog zu dieser Entwicklung wurde im Kammerteil das Septum interventriculare gebildet. Kranial bleibt das Foramen interventriculare offen. Das Foramen interventriculare wird später primär durch die Konuswülste bindegewebig verschlossen (Septum interventriculare, Pars membranacea).
Um den 36. Tag ist die Entwicklung weit fortgeschritten. Die Ausströmungsbahn der gemeinsamen Herzkammer ist der Bulbus. An seiner Innenseite entwickelt er subendokardiale Leisten (Cristae aorticopulmonales). Sich gegenüberliegend wachsen sie in Drehung auf die Längsachse des Bulbus zu. Durch ihre partielle Vereinigung bilden sie zwei Ausströmungsbahnen mit noch gemeinsamen Ursprung. Die äußere Ausströmung macht die Trennung in Aorta und Truncus pulmonalis sichtbar.
Mit dem weiteren Wachstum des Septum primum wird das zugehörige Foramen primum um den 48. Tag hin verschlossen. Dabei entstehen im unteren Bereich Perforierungen, aus denen das Foramen secundum gebildet wird. Rechts vom Septum primum wächst eine zweite Falte, das Septum secundum. Aus dem Material der Endokardkissen bilden sich kammerseitlich die Ansätze der Segelklappen.

13. Welche Aussage zu den ersten vierzig Tagen der Herzentwicklung trifft zu?

A) Das Herz kontrahiert ab dem dritten Schwangerschaftsmonat.
B) Die kardiogene Platte entsteht im Bereich des viszeralen Endoderms.
C) Die Perikardhöhle entwickelt sich aus einem der Herzschläuche.
D) Der Ventriculus communis liegt kranial des Bulbus cordis.
E) Die Herzohren (Auriculae cordis) entstehen um den 30. Tag.

14. Welche der folgenden Aussagen lässt sich oder lassen sich aus den Inhalten des Textes ableiten?

I. Der Sinus arteriosus ist Teil des Endokardschlauchs.
II. Einer der Herzschläuche bildet einen aufsteigenden, der andere den absteigenden Anteil.
III. Die Herzohren (Auriculae cordis) entstehen um den 30. Tag.
IV. Die Vorhöfe werden früh getrennt, während die Kammer(n) lange einen gemeinsamen Raum bilden.

A) Nur Aussage I.
B) Nur Aussage II.
C) Nur Aussage III.
D) Nur Aussage IV.
E) Aussagen I und IV.

15. Welche Aussage trifft zu?

A) Endokardkissen bilden die Grundlage des Erregungsleitungssystems des Herzens.
B) Das Foramen rotundum entsteht durch unvollständiges Wachstum des Septum primum.
C) Konuswülste verschließen schließlich das Foramen ovale.
D) Cristae aorticopulmonales entstehen im Inneren des Bulbus cordis.
E) Aus den Epikardkissen bilden sich die Segelklappen.

16. Welche Zuordnung zur Herzentwicklung trifft NICHT zu?

A) 19. Tag: Entstehung der kardiogenen Platte.
B) 30. Tag: Anlage der Herzklappen.
C) 32. Tag: Trennung des Canalis atrioventricularis.
D) 36. Tag: Trennung von Aorta und Truncus pulmonalis.
E) 48. Tag: Verschluss des Septum primum.

17. Welche der folgenden Aussagen lässt sich oder lassen sich aus den Inhalten des Textes ableiten?

I. Das Perikard umgibt die Herzanlage.
II. Hohlräume besitzt die Herzanlage nicht vor dem 18. Tag.
III. Das Foramen ovale befindet sich zwischen Septum primum und Endokardkissen.
IV. Der Myoepikardmantel entsteht aus Bindegewebe.

A) Aussagen I, II und III.
B) Aussagen II, III und IV.
C) Aussagen I, III und IV.
D) Aussagen I, II und IV.
E) Jede der Aussagen.

18. Welche der folgenden Aussagen ist korrekt?

A) Die Herztätigkeit ist zwei Wochen nach deren Einsetzen sonographisch messbar.
B) Pars muscularis des Septum interventriculare wird durch die Konuswülste gebildet.
C) Aus einer kardiogenen Platte werden zwei Herzschläuche.
D) Aorta und Truncus pulmonalis werden bereits in der dritten Entwicklungswoche anatomisch voneinander getrennt.
E) Der Herzschlauch wird durch den Sinus venosus ausgekleidet.

Text 4:

„Nuklid“ ist eine andere Bezeichnung für den Atomkern. Es setzt sich aus Protonen und Neutronen, den sog. Nukleonen, zusammen. Die Massenzahl A ist die Summe aus Protonenzahl Z (auch Kernladungs- oder Ordnungszahl genannt) und Neutronenzahl N: $A = Z + N$. Die Neutronenzahl ergibt sich dementsprechend aus der Differenz der Massenzahl A und der Protonenzahl Z. Bei gleicher Ordnungszahl Z können Nuklide unterschiedliche Neutronenzahlen aufweisen. Bei leichten Kernen ist die Zahl der Protonen Z meist gleich der Zahl der Neutronen N. Bei schwereren Kernen nimmt die Neutronenzahl deutlich zu. Nuklide mit gleicher Z, aber einer unterschiedlichen N nennt man Isotope. Alle Kerne bis Wismut haben eine kanonische (d. h. fest vorgegebene) Anzahl von Neutronen, bei denen sie stabil sind. Ist die Neutronenzahl im Vergleich dazu zu groß oder zu klein, werden Isotope instabil und zerfallen im Laufe der Zeit in stabilere Kerne. Instabile Isotope werden als Radionuklide bezeichnet. Es gibt allerdings auch eine maximale Z für stabile Isotope. Alle Nuklide mit einer Ordnungszahl größer als 83 (Bi, Wismut) sind Radionuklide.

Wenn instabile Isotope zerfallen und in stabilere Isotope übergehen, stellt sich die Frage, wie bzw. weshalb radioaktive Stoffe auf natürliche Weisen existieren. In der Natur kommen zwei Arten von Radionukliden vor: Terrestrische Radionuklide sind bei der Geburt der Erde entstanden und haben Halbwertszeiten $t_{1/2}$ von ca. 5×10^9 Jahren. Sie sind etwa so alt wie die Erde. Beispiele sind: ^{235}U, ^{238}U, ^{232}Th oder ^{40}K. Kosmische Radionuklide werden durch kosmische Strahlung ständig neu erzeugt. Ihre Halbwertszeiten sind meist verhältnismäßig kurz: $t_{1/2}$ = 5730 Jahre für ^{14}C, $t_{1/2}$ = 12 Jahre für ^{3}H (Tritium), $t_{1/2}$ = 53 Tage für ^{7}Be. Darüber hinaus gibt es noch künstlich erzeugte Radionuklide wie sie u. a. in der Medizin und Forschung Einsatz finden. Künstliche Radionuklide werden entweder in Kernreaktoren durch Einfang von Neutronen oder in Beschleunigern durch Beschuss mit Protonen erzeugt.

Beim Zerfall von Nukliden wird radioaktive Strahlung emittiert. Sie besteht aus folgenden Teilchen: α-Teilchen (= He-Kerne), β^--Teilchen (= Elektronen), β^+-Teilchen (= Positronen = Antiteilchen der Elektronen), γ-Strahlen (= hochenergetische elektromagnetische Wellen) sowie Neutrinos (= neutrale Teilchen unbekannter Masse, die gleichzeitig bei der Emission von β^+- und β^--Teilchen auftreten).

Die Masse von Positronen entspricht der der Elektronen, jedoch haben diese als Antiteilchen ein umgekehrtes Vorzeichen. Sie kommen normalerweise nicht in der Natur vor, sondern nur als Zerfallsprodukt bei radioaktiver Strahlung. Auch zu Protonen und Neutronen gibt es Antiteilchen, die jedoch nicht stabil sind. Die Teilchenart kann man durch ihre Ablenkung in elektrischen und magnetischen Feldern unterscheiden: α- und β-Teilchen werden in elektrischen und magnetischen Feldern abgelenkt, γ-Strahlen dagegen nicht. β^- und β^+ werden wegen ihres unterschiedlichen Vorzeichens in verschiedene Richtungen in elektrischen und magnetischen Feldern abgelenkt. Bei der Emission von α- und β-Teilchen findet eine Kernumwandlung statt, sodass die Kernladungszahl Z vor und nach dem Zerfall unterschiedlich ist.

Beim sog. α-Zerfall werden zwei Neutronen und zwei Protonen emittiert. Diese vier Nukleonen bilden zusammen den stark gebundenen He-Kern. Der Zerfall erfolgt daher nicht in Form von 4 unabhängigen Teilchen, sondern durch Emission von He-Kernen. Dabei nimmt die A um 4 und die Z um 2 ab. Der α-Zerfall ist immer mit einer chemischen Umwandlung verbunden. Bei ihm handelt es sich um die häufigste Art des Zerfalls bei massenreichen Kernen jenseits von Wismut (Bi). Beispiel: Radium-Radon-Zerfall: $^{226}_{88}Ra \rightarrow ^{222}_{86}Rn + ^{4}_{2}He^{2+}$.

In massereichen Kernen ist die Kernkraft pro Nukleon (mittlere Kernkraft) geringer als in leichteren Kernen, da die abstoßende Coulombkraft zwischen den positiv geladenen Protonen immer mehr zum Tragen kommt. Die schweren Kerne können die mittlere Kernkraft vergrößern, indem sie Ballast abstoßen. In den Kernen bilden sich stärker gebundene He-Kerne, die den Mutterkern durch quantenmechanisches Tunneln durch eine Potenzialbarriere verlassen. Die Tunnelwahrscheinlichkeiten sind sehr gering, daher sind die mittleren Lebensdauern beim α-Zerfall üblicherweise sehr groß.

19. Bei der Positronemissionstomographie (PET) kommt unter anderem das Radionuklid $^{11}_{6}C$ zum Einsatz. Dieses Isotop des Kohlenstoffs zerfällt unter Emission eines Positrons am ehesten zu ...

A) ... $^{9}_{4}Be$.
B) ... $^{10}_{5}B$.
C) ... $^{11}_{5}B$.
D) ... $^{10}_{6}C$.
E) ... $^{12}_{6}C$.

20. $^{35}_{16}S$ zerfällt mit einer Halbwertszeit von etwa 87 Tagen zu $^{35}_{17}Cl$. Welche Aussage lässt sich daraus ableiten?

A) $^{35}_{16}S$ enthält 35 Elektronen.
B) $^{35}_{17}Cl$ enthält 17 Neutronen.
C) Beim Zerfall von $^{35}_{16}S$ entstehen α-Strahlen.
D) Beim Zerfall von $^{35}_{16}S$ werden Positronen ausgesandt.
E) Beim Zerfall von $^{35}_{16}S$ wird ein Neutron in ein Proton umgewandelt.

21. Im Körper eines Patienten wurde ein radioaktives Nuklid mit der Anfangsaktivität 512 MBq eingelagert. Die physikalische Halbwertszeit des Radionuklids beträgt 6 h. Nach welcher Zeit ist die Aktivität des Radionuklids im Körper allein durch radioaktiven Zerfall auf 2 MBq abgefallen (also unter der Annahme, dass währenddessen keine Ausscheidung des Radionuklids aus dem Körper erfolgt)?

A) 42 h
B) 48 h
C) 54 h
D) 60 h
E) 66 h

22. Welche der Aussagen trifft zu?

A) Die Massenzahl ist die Summe aus Ordnungszahl und Neutronenzahl.
B) Es gibt insgesamt vermutlich weniger Isotope als Elemente.
C) Wismut besitzt 83 Neutronen.
D) Die Halbwertszeit kosmischer Nuklide ist größer als die der terrestrischen Nuklide.
E) γ-Strahlen besitzen Teilchen-Charakter.

23. Welche der folgenden Aussagen ist oder sind korrekt?

I. Protonen sind die Antiteilchen von Elektronen.
II. Neutronen besitzen als einzige Elementarteilchen keine Antiteilchen.
III. Beim α-Zerfall nimmt die Massenzahl durch Emission von sechs Nukleonen um 4 und die Ordnungszahl um 2 ab.
IV. Radium zerfällt letztendlich zu Helium.

A) Keine der Aussagen.
B) Nur Aussage I.
C) Nur Aussage II.
D) Nur Aussage III.
E) Nur Aussage IV.

24. Welche der folgenden Aussagen ist oder sind aus den Inhalten des Textes ableitbar?

I. Aufgrund der Coloumb-Kraft ist die mittlere Kernkraft bei massereichen Kernen geringer als in leichteren Kernen.
II. β-Teilchen werden in elektrischen und magnetischen Feldern nicht abgelenkt.
III. ^{235}U ist am ehesten ein terrestrisches Nuklid.
IV. Kosmische Radionuklide haben alle eine Halbwertszeit von $t_{1/2}$ = 5730 Jahre.

A) Nur Aussage I.
B) Nur Aussage IV.
C) Aussagen I und III.
D) Aussagen II, III und IV.
E) Aussagen I, III und IV.

Übungsset 6

Beantworten Sie die Fragen zu folgenden naturwissenschaftlichen Texten.
(TMS: 60 Min. für 4 Texte, EMS: 45 Min. für 3 Texte)

Text 1:

Wenn es um die Bestimmung und Einordnung der Ausdauerleistungsfähigkeit geht, fällt immer häufiger der Begriff „maximale Sauerstoffaufnahme" bzw. $VO_{2\,max}$. Das Kriterium wurde 1924 von Hill eingeführt; es handelt sich um das Sauerstoffvolumen (VO_2), das bei schwerer körperlicher Arbeit maximal vom Organismus aufgenommen, transportiert und in den Zellen für die Energiegewinnung verwertet werden kann. Mit der Größe und Zahl der beanspruchten Muskelgruppen steigt auch der Energie- und Sauerstoffbedarf im Körper, sodass die Sauerstoffaufnahme nur unter Belastung des ganzen Körpers ihr Maximum erreicht und man von $VO_{2\,max}$ sprechen kann. Die $VO_{2\,max}$ wird häufig als Bruttokriterium der kardiopulmonal-metabolischen Kapazität bzw. der aeroben Ausdauerleistungsfähigkeit bezeichnet. Unter „Brutto-" versteht man im gängigen Sprachgebrauch eine Ausgangssituation oder Vorbedingungen. Demnach bezeichnet die $VO_{2\,max}$ also die physischen (und genetischen) Voraussetzungen eines Sportlers zur Vollbringung von Ausdauerleistungen. Sie umfasst dabei alle an der Leistungserbringung beteiligten Mechanismen: 1. Die Sauerstoffzufuhr durch die Atmung, 2. den Sauerstofftransport über das Herz-Kreislauf-System und 3. die Sauerstoffverwertung in den Muskelzellen.

Die Sauerstoffzufuhr: Nachdem der Luftsauerstoff über die äußeren und inneren Atemwege in die Lunge gelangt ist, findet an den Alveolen der Gasaustausch statt. Dabei herrscht in der Regel jedoch ein Sauerstoffüberschuss, d. h. dem Blutkreislauf der Lunge wird mehr Sauerstoff angeboten, als dieser in der kurzen Zeit aufnehmen kann. Entscheidend für eine hohe $VO_{2\,max}$ ist also nicht die Vitalkapazität (Lungenvolumen zwischen maximaler In- und Exspiration), sondern das Volumen an Sauerstoff (VO_2), das maximal vom Blutkreislauf aufgenommen werden kann. Da die Gesamtoberflache der Alveolen und folglich auch die Diffusionskapazität der Lunge anatomisch und genetisch vorgegeben und nicht trainierbar sind, stellen diese auch gleichzeitig limitierende Faktoren für die maximale Sauerstoffaufnahme dar. Die Ventilation beeinflusst die $VO_{2\,max}$ kaum.

Der Sauerstofftransport: Im Anschluss an den Gasaustausch erfolgt der Transport des aufgenommenen Sauerstoffs über den Blutkreislauf. Da der Sauerstoff an das Hämoglobin der Erythrozyten bindet, fungieren diese als Sauerstoffträger. Das Herz dient als „Pumpe", indem es das Blut zu den Organen und Muskelzellen befördert. Die entscheidende Einflussgröße auf die $VO_{2\,max}$ ist also das Herzminutenvolumen (HMV), denn je mehr Blut pro Minute vom Herzen gefördert wird und durch den Kreislauf fließt, desto mehr Sauerstoff wird in der Lunge aus der Atemluft mittels Gasaustausch ins Blut aufgenommen und zur Arbeitsmuskulatur befördert.

Die Sauerstoffverwertung: Im letzten Schritt erfolgt die Blut- bzw. Sauerstoffversorgung der Muskulatur für die aerobe Energiegewinnung in den Mitochondrien. Die Durchblutung erfolgt durch Kapillaren. Je stärker diese ausgeprägt sind, desto mehr Sauerstoff gelangt in die Muskelzellen. Neben dem Grad der Kapillarisierung sind auch das kapillare Erythrozytenvolumen und die Mitochondrien-Dichte (Mitochondrienzahl/Muskelvolumen) von besonderer Bedeutung. Wie bereits erwähnt, ist auch die Zahl und Größe der beanspruchten Muskeln entscheidend, da mit diesen auch der Energiebedarf und gleichzeitig die $VO_{2\,max}$ steigen. Der hauptsächliche leistungslimitierende Faktor der Ausdauerleistungsfähigkeit ist der Zellmetabolismus der Muskulatur sowie dessen physiologische Adaptationen an den Bedarf.

1. Welche der folgenden Aussagen ist aus dem Text ableitbar?

A) Die $VO_{2\,max}$ ist ein konstanter Wert, der unabhängig ist von der Art der Betätigung.
B) Die $VO_{2\,max}$ gilt als Bruttokriterium der anaeroben Ausdauerleistungsfähigkeit.
C) Als Bruttokriterium beschreibt die $VO_{2\,max}$ das Potenzial, die eigene Ausdauerleistungsfähigkeit durch intensives Training zu verbessern.
D) Die individuelle Genetik wird in der $VO_{2\,max}$ nicht berücksichtigt.
E) Die $VO_{2\,max}$ ist die Summe der VO_2-Werte, die die einzelnen Organgruppen bei sportlichen Höchstleistungen zu Energiegewinnung nutzen können.

2. Welche der folgenden Aussagen zur Sauerstoffzufuhr trifft zu?

A) Lungenvolumen zwischen maximaler In- und Exspiration bezeichnet man als Atemkapazität.
B) Eine optimierte Atmung kann die $VO_{2\,max}$ erheblich erhöhen.
C) In den Alveolen findet die Energiegewinnung statt.
D) Regelmäßiges Ausdauertraining verbessert die Diffusionskapazität der Lunge.
E) Die Vitalkapazität korreliert kaum mit der $VO_{2\,max}$.

3. Welche der folgenden Aussagen lässt sich oder lassen sich aus den Inhalten des Textes ableiten?

I. Im Blut bindet Sauerstoff an Myoglobin.
II. Hohe $VO_{2\,max}$-Werte sind ein Hinweis für ein gesundes Herz.
III. Steigt das HMV steigt vermutlich auch die $VO_{2\,max}$.
IV. Die Größe des Herzens hat vermutlich keinen Einfluss auf die $VO_{2\,max}$.

A) Aussagen I und II.
B) Aussagen II und III.
C) Aussagen III und IV.
D) Aussagen I, II und III.
E) Aussagen II, III und IV.

4. Welche der folgenden Aussagen lässt sich oder lassen sich aus den Inhalten des Textes ableiten?

I. Die anaerobe Energiegewinnung findet in den Mitochondrien statt.
II. Mit steigender Mitochondrien-Dichte und sinkender Kapillarisierung erhöht sich auch die $VO_{2\,max}$.
III. Anpassungen des muskulären Zellmetabolismus stellen den größten Beitrag zu Verbesserung der Ausdauerleistungsfähigkeit dar.
IV. Messungen der VO_{2max} sollten eher beim Joggen erfolgen als beim Fahrradfahren.

A) Nur Aussage III.
B) Aussagen I und II.
C) Aussagen II und III.
D) Aussagen III und IV.
E) Aussagen I, II und IV.

5. Die maximale Sauerstoffaufnahme ($VO_{2\,max}$) ...

A) ... wurde in den 1940er-Jahren definiert.
B) ... lässt sich durch Belastung großer Muskelgruppen am besten trainieren.
C) ... berücksichtigt die Zusammensetzung des Blutes nicht.
D) ... ist direkt abhängig von der Herzfrequenz.
E) ... berücksichtigt metabolische Prozesse nicht.

6. Welcher Zusammenhang trifft am ehesten NICHT zu?

A) ↑ Mitochondrien-Zahl bei gleichbleibendem Muskelvolumen → ↑ $VO_{2\,max}$.
B) ↑ HMV → ↑ $VO_{2\,max}$.
C) ↑ Vitalkapazität → ↑ $VO_{2\,max}$.
D) ↓ Anzahl an Erythrozyten im Blut → ↓ $VO_{2\,max}$.
E) ↓ Anzahl der Alveolen → ↓ $VO_{2\,max}$.

Text 2:
Cholesterin (auch Cholesterol) ist ein polyzyklischer Alkohol aus der Gruppe der Steroide, welche wiederum den Isopren-Lipiden zugehörig sind. Es ist relativ starr und hat so einen wesentlichen Einfluss auf die physikalischen Eigenschaften von Biomembranen, in denen es vorkommt. Es erhöht die Fluidität eng gepackter Membranen und verfestigt relativ flüssige Membranen; außerdem dient es als Vorstufe für die Synthese von Vitamin D, Steroidhormonen und Gallensäure.
Aufgrund der lipophilen Eigenschaften des Cholesterins muss es durch Micellen aus der Nahrung aufgenommen und transportiert werden. Ausgangsstoff der körpereigenen Cholesterin-Synthese bildet Acetyl-CoA, welches im Stoffwechsel genügend anfällt. Das Schlüsselenzym der Cholesterinbiosynthese ist die HMG-CoA-Reduktase. Dieses Enzym ist auch klinisch von großer Bedeutung, da es der Angriffspunkt für Medikamente ist, die die Plasmakonzentration des Cholesterins senken sollen (HMG-CoA-Reduktase-Hemmer, auch als Statine bezeichnet). Klinisch äußerst relevant ist zudem, dass der Körper evolutorisch auf das Sparen von Cholesterin spezialisiert wurde. Der durch die heute oft fettreiche Nahrung bedingte Cholesterin-Überschuss bedingt die hohe Prävalenz von Arteriosklerose und anderen Kreislauferkrankungen.
Cholesterin kann frei oder als Ester-Form vorliegen. In einem Cholesterinester ist Cholesterin mit einer Fettsäure verknüpft. Dadurch sind sie noch weniger polar als freies Cholesterin. Extrahepatisch werden Cholesterinester intrazellulär durch die Acyl-CoA-Cholesterin-Acyltransferase (ACAT) gebildet. Im Blut (also extrazellulär) entstehen Cholesterinester mithilfe der Lecithin-Cholesterin-Acetyltransferase (LCAT). Das Enzym wird von der Leber sezerniert und ist an das Lipoprotein HDL gebunden. LCAT katalysiert die Übertragung eines Fettsäure-(Acyl-) Rests von Lecithin auf Cholesterin, sodass ein Cholesterinester und Lysolecithin entstehen. Sie wird aktiviert durch Apoliprotein A1. Der Ester wandert in den Kern des HDL. Exogenes Cholesterin aus der Nahrung wird im Darm resorbiert, zum Teil in der Darm-Mukosa bereits verestert und gelangt mit den Chylomikronen zu den extrahepatischen Geweben.
Die körpereigene Synthese von Cholesterin erfolgt aus einfachen Ausgangsstoffen in zwei Schritten. Durch den Mevalonatweg wird aus Acetyl-CoA aktives Isopren gebildet. In der anschließenden Cholesterinbiosynthese wird das aktive Isopren zu Cholesterin umgewandelt. Etwa ein Drittel des täglichen Cholesterinbedarfs erhält der Organismus aus der Nahrung, die restlichen zwei Drittel synthetisiert er selbst. Ein Molekül Cholesterin wird aus 6 aktiven Isopren-Einheiten aufgebaut. [...] Ein wichtiges Zwischenprodukt auf dem Weg zum Isopren ist β-Hydroxy-β-Methylglutaryl-CoA (β-HMG-CoA). Es wird in einem ersten Schritt aus drei Acetyl-CoA zusammengefügt. Diese Reaktion findet ebenfalls zu Beginn der Ketogenese in der Leber statt, allerdings im Mitochondrium. Es existieren also zwei verschiede β-HMG-CoA-Pools. Das Schlüsselenzym der Cholesterinbiosynthese, die β-HMG-CoA-Reduktase, reduziert β-HMG-CoA zu Mevalonsäure (Coenzym: NADPH + H^+). Sie sitzt in der Membran des endoplasmatischen Retikulums und ist in Richtung Zytosol orientiert.
Cholesterin kann nicht wieder zu einzelnen Acetyl-CoA abgebaut werden und damit nicht der Energiegewinnung dienen. Vielmehr wird es in der Leber in die primären Gallensäuren Cholsäure und Chenodesoxycholsäure umgewandelt und mit den Aminosäuren Taurin und Glycin zu den Gallensalzen konjugiert. Sie werden mit der Gallenflüssigkeit ausgeschieden. Die Gallensalze unterliegen dabei dem enterohepatischen Kreislauf und werden zu einem sehr großen Teil wieder resorbiert; nicht-resorbiertes Cholesterin wird von Darmbakterien zu Koprosterin reduziert und ausgeschieden.

7. Welche Aussage zu Cholesterin trifft zu?

A) Cholesterol ist der Ausgangsstoff von Cholesterin.
B) Cholesterin ist ein Alkohol und daher wasserlöslich.
C) Cholesterin kann Membranen sowohl verfestigen als auch verflüssigen.
D) Cholesterin kommt in der Nahrung immer in Form sog. Micellen vor.
E) Das Schlüsselenzym des Cholesterinabbaus ist die HMG-CoA-Reduktase.

8. Welche der folgenden Aussagen lässt sich oder lassen sich aus den Inhalten des Textes ableiten?

I. Statine senken die Cholesterinkonzentration im Plasma.
II. Arteriosklerose ist eine Kreislauferkrankung.
III. Aus Acetyl-CoA lässt sich Vitamin D synthetisieren.
IV. Ein Molekül Cholesterin besteht aus sechs Molekülen Acetyl-CoA bzw. drei Molekülen Isopren.

A) Jede der Aussagen.
B) Aussagen I, II und III.
C) Aussagen I und III.
D) Aussagen II und III.
E) Aussagen II und IV.

9. Welche Aussage ist korrekt?

A) Cholesterin-Ester sind polarer als freies Cholesterin.
B) ACAT und LCAT können Ester spalten.
C) Bei LCAT handelt es sich um eine Transformase.
D) Apolipoprotein ist ein Produkt der von der LCAT katalysierten Reaktion.
E) HDL enthält Cholesterinester.

10. Welche Aussage ist korrekt?

A) Der Mevalonatweg geht der Cholesterinbiosynthese voraus.
B) Der Körper nimmt mehr Cholesterin mit der Nahrung auf, als er selbst synthetisiert.
C) Während der Ketolyse wird β-HMG-CoA aus drei Molekülen Acetyl-CoA zusammengefügt.
D) Durch den Mevalonatweg entsteht Acetyl-CoA.
E) Chenodesoxycholsäure ist eine tertiäre Gallensäure.

11. Welche der folgenden Aussagen lässt sich oder lassen sich aus den Inhalten des Textes ableiten?

I. Der Mevalonatweg kann im Mitochondrium stattfinden.
II. Mevalonsäure ist die reduzierte Form der Gallensäuren.
III. Cholesterin wird in der Leber abgebaut.
IV. Cholesterin wird v. a. im Dünndarm synthetisiert.

A) Aussagen I und III.
B) Aussagen II und IV.
C) Aussagen I und IV.
D) Nur Aussage II.
E) Nur Aussage III.

12. Welche der Aussagen trifft zu?

A) Über den enterohepatischen Kreislauf wird Koprosterin resorbiert.
B) Die β-HMG-CoA-Reduktase ist mit NADH assoziiert.
C) Die LCAT wird an Albumin gebunden transportiert.
D) Die Steroide sind eine Untergruppe der Isoprenoide.
E) Cholesterin befindet sich ausschließlich in Biomembranen.

Text 3:
Am Beginn einer Hepatitis steht immer die Schädigung und Zerstörung der Hepatozyten. Die Ursachen dieser Schädigung sind sehr vielfältig. Sie können mechanischer/physikalischer Ursache sein (Strahlungshepatitis, Prellung, Blutabflussstörung etc.), oder auf toxische Substanzen (Medikamente, Drogen, Gifte) oder Krankheitserreger (Viren, Bakterien, Parasiten) zurückzuführen sein. Durch Freisetzung von Entzündungsmediatoren wie Zytokinen kann es bei der akuten Hepatitis zunächst zu Symptomen wie Fieber und grippeähnlichem Krankheitsgefühl kommen. In vielen Fällen macht sich die Hepatitis aber erst durch Störungen der Leberfunktion bemerkbar, welche wegen einer Störung des Hämoglobin- und Gallensäuren-Stoffwechsels zu einem Ikterus führen. Nach Überstehen einer akuten Hepatitis kann sie auch in einen chronischen Zustand übergehen; dieser kann sich mitunter in einer Leberzirrhose äußern. Hierbei handelt es sich um ein Endstadium chronischer Leberkrankheiten, der als irreversibler Prozess gilt. Durch den chronischen Ablauf von Untergang und Regeneration des Lebergewebes entsteht eine gestörte Gewebearchitektur mit knotigen Veränderungen. Zusätzlich bildet sich übermäßig Bindegewebe (Fibrosierung).
Die Hepatitis A wird durch das sehr widerstandsfähige Hepatitis-A-Virus (HAV) verursacht. Das HAV gehört zur Familie der Picornaviridae. Es weist ein ikosaedrisches Nukleokapsid mit 27 nm Durchmesser ohne Hüllmembran auf, in dem sich eingelagert ein einzelsträngiges RNA-Genom in Positivstrangorientierung befindet. Das Genom weist eine Gesamtlänge von 7,5 kb auf. Aufgrund der Positivstrangorientierung ist das Virus per se infektiös, d. h. unter gegebenen Umständen kann schon die gereinigte Nukleinsäure eine Infektion bewirken. Nach einer durchschnittlichen Inkubationszeit von 25 Tagen treten Symptome wie Appetitlosigkeit, Übelkeit, Verstopfung und ikterische Phasen auf. Jedoch verläuft die Hepatitis A nie chronisch und heilt meist nach 2–4 Wochen ohne Komplikationen aus.
Die Hepatitis B wird komplementär vom HBV verursacht, das zur Familie der Hepadnaviridae gehört. Die ersten Beschwerden können nach einer langen Inkubationszeit von rund 80 Tagen auftreten, die sich nicht sonderlich von der A-Form unterscheiden. Jedoch kann es auch gänzlich symptomlose Fälle geben. Bei 90 % der Erkrankten heilt die Hepatitis B vollständig aus, bei 10 % geht sie in eine chronische Form über. Auf Basis der chronischen Leberentzündung kann eine Leberzirrhose sowie ein Leberzellkarzinom entstehen.
Die Hepatitis C zeichnet sich durch eine hohe Chronifizierungsrate von bis zu 80 % aus. Anders als bei Hepatitis A und B existiert gegen das HCV keine Impfung. Im Unterschied zu HIV-Infektionen ist die Hepatitis C jedoch prinzipiell heilbar. Da sich das HCV parenteral über das Blut überträgt, handelt es sich um eine Krankheit, von der auch intravenös Drogenabhängige betroffen sind. Weltweit sind etwa 170 Millionen Menschen mit HCV infiziert.
Die Hepatitis D ist eine Infektionskrankheit, die ausschließlich bei Menschen mit bereits vorliegender HBV-Infektion vorkommt. Eine Impfung gegen Hepatitis B schützt damit auch gleichzeitig gegen Hepatitis D.
Die Hepatitis E tritt meist durch mit Fäkalien verunreinigtes Wasser auf. Bei Kindern und Jugendlichen verläuft sie ohne jegliche Symptome, bei Erwachsenen können die typischen Hepatitis-Symptome auftreten. Eine Chronifizierung ist jedoch auch hier nicht möglich.

13. Welche der folgenden Aussagen lässt sich aus den Inhalten des Textes ableiten?

A) Strahlungsschäden führen in der Regel nicht zu einer Hepatitis, da sie keine Freisetzung von Entzündungsmediatoren nach sich ziehen.
B) Ein Ikterus spricht für eine Funktionsstörung der Galle.
C) Eine Leberzirrhose kann auch akut vorliegen.
D) Bei einer Leberzirrhose kommt es zum Abbau des Bindegewebes der Leber.
E) Zytokine können Fieber hervorrufen.

14. Welche Zuordnung trifft zu?

A) HBV – Picornaviridae
B) Hepatitis B – ca. 80 Tage Infektionszeit
C) Hepatitis D – Hepadnaviridae
D) HAV – 27 nm Durchmesser
E) HCV – rein bakteriell

15. Welche der folgenden Aussagen lässt sich aus den Inhalten des Textes ableiten?

A) Durch seine Gesamtlänge von 7,5 kb ist das Genom des HAV besonders infektiös.
B) Verdauungsstörungen zählen zu den Symptomen der Hepatitis A.
C) RNA liegt immer in Positivstrangorientierung vor.
D) Das HBV verfügt über ein RNA-Genom.
E) Die Symptome von Hepatitis A und B unterscheiden sich erheblich.

16. Welche der folgenden Aussagen lässt sich aus den Inhalten des Textes ableiten?

A) Die Chronifizierungsrate von Hepatitis B ist größer als die von Hepatitis C.
B) Die Inkubationszeit von Hepatitis B ist kürzer als die von Hepatitis A.
C) Die Chronifizierungsrate von Hepatitis B ist kleiner als die von Hepatitis A.
D) Die Chronifizierungsrate von Hepatitis E ist ähnlich der von Hepatitis A.
E) Eine Impfung gegen Hepatitis D schützt gegen Hepatitis B.

17. Welche der folgenden Aussagen ist korrekt?

A) Gegen Hepatitis C existiert keine Impfung, aber Behandlungsmöglichkeiten, die zur Heilung führen können.
B) Hepatitis E kann als einzige Form symptomlos verlaufen.
C) Weltweit leiden rund 170 Millionen Drogenabhängige an Hepatitis C.
D) Hepatitis E verläuft bei Kindern meist schwerwiegender als bei Erwachsenen.
E) Hepatitis E kommt vergleichsweise häufig in Industrieländern vor.

18. Welche der folgenden Aussagen lässt sich oder lassen sich aus den Inhalten des Textes ableiten?

I. Neben der Gefahr einer Krankheitsübertragung, z. B. durch infiziertes Spritzbesteck, kann Drogenabusus zu einer Entzündung der Leberzellen führen.
II. Der Hämoglobin-Stoffwechsel steht im Bezug zur Leber.
III. Eine Entzündung von Leberzellen bezeichnet man auch als Ikterus.
IV. Eine Hepatitis erhöht mitunter das Risiko eines Lebertumors.

A) Jede der Aussagen.
B) Aussagen I, II und III.
C) Aussagen I, II und IV.
D) Aussagen II und IV.
E) Aussage I und III.

Text 4:
Elektrische Ladungen erzeugen im Raum sog. elektrische Felder, die wiederum mit allen vorhandenen Ladungen wechselwirken können. Die Kräfte, die diese Wechselwirkungen hervorrufen, nennt man Coulomb-Kräfte. Sie werden dargestellt mittels sog. Feldlinien, die die Kräfte in Richtung und Stärke beschreiben. Die elektrische Feldstärke E bezeichnet die elektrische Spannung in Abhängigkeit von der Entfernung zur felderzeugenden Ladung (E = U/d).
Das elektrische Potenzial kann als Skalarprodukt aus elektrischer Feldstärke und Wegdifferenz dargestellt werden. Wenn also eine Ladung senkrecht zu einer Feldlinie des elektrischen Feldes verschoben wird, dann ändert sich das Potenzial, d. h. die Energie pro Ladung nicht. Aus diesem Grund nennt man Wege, die senkrecht zu Feldlinien verlaufen Isopotenziallinien.
Kondensatoren sind Speicherelemente für elektrische Ladungen und für elektrische Feldenergie. Ihre Kapazität C berechnet sich als Quotient aus Ladung Q und Spannung U. In einem Plattenkondensator mit konstantem elektrischen Feld zwischen positiv und negativ aufgeladenen Platten schneiden die Isopotenziallinien die Feldlinien senkrecht. Um jedoch von einer Isopotenziallinie zu einer anderen zu gelangen, muss man einen Weg wählen, der Komponenten parallel zu den Feldlinien enthält. Entlang der Feldlinien wird Arbeit geleistet, die das Potenzial der Ladung verändern. Daher herrscht zwischen verschiedenen Isopotenziallinien eine Spannungsdifferenz. Isopotenziallinien sind vergleichbar mit Höhenlinien im Gebirge. Verlässt man eine Höhenlinie nach oben wird Energie benötigt, nach unten wird Energie gewonnen.
Auf einem konzentrischen Kreis um eine Punktladung stehen elektrisches Feld und Weg senkrecht aufeinander, sodass keine Arbeit geleistet wird, solange eine Ladung auf diesem Kreis verschoben wird. Daher sind Isopotenziallinien hier auch Linien gleicher Spannung, wie der Name besagt. Führt jedoch der Weg der Punktladung weiter nach außen oder nach innen, wird die potenzielle Energie der Ladung geändert. Änderungen der potenziellen Energie pro Ladungseinheit entsprechen der elektrischen Spannung.
Der Verlauf der Isopotenziallinien eines elektrischen Dipols ist komplizierter als bei einer einfachen Ladung. Aber auch hier gilt das Prinzip, dass Isopotenziallinien Feldlinien senkrecht schneiden. Zwischen verschiedenen Isopotenziallinien kann eine Spannung gemessen werden. Die Spannungsdifferenz und deren zeitlicher Verlauf, die z. B. der Dipol des Herzens bei der Erregungsausbreitung erzeugt, wird in einem EKG abgeleitet. Je nach Ableitung wird man eine andere Potenzialdifferenz messen.
Die Lage des elektrischen Dipols, der als Summenvektor über alle Depolarisationen im Herzen entsteht und einen charakteristischen zeitlichen Verlauf hat, kann über die Messungen von Spannungsdifferenzen ermittelt werden. Dazu definiert man zunächst ein triangulares Koordinatensystem (Einthoven-Dreieck), welches dem Körperbau und seinen Extremitäten besser angepasst ist als ein rechtwinkliges kartesisches Koordinatensystem. Im triangularen System wird ein Nullpunkt im Zentrum des Dreiecks definiert und die Länge und Orientierung des Dipols senkrecht auf die jeweiligen Schenkel des Dreiecks projiziert. Bei paralleler Projektion ist die abgeleitete Potenzialdifferenz maximal, bei senkrechter Projektion minimal. Zeigt die Projektion in die gleiche Richtung wie die Pfeilrichtung des jeweiligen Schenkels, dann ist die abgeleitete Potenzialdifferenz positiv, sonst negativ. Die Ableitungen nach Einthoven messen die Potenzialdifferenz zwischen Isopotenziallinien, die der Summenvektor der Dipole erzeugt. Bei einer sog. P-Welle sind alle drei Projektionen positiv, d. h. die P-Welle erzeugt einen positiven Spannungsausschlag. Am Q-Zacken zeigt der Summenvektor in Richtung 180°. Die Projektion in die 2. Ableitung ist hier besonders klein, 1. und 2. Ableitung ergeben negative Potenzialdifferenzen, während in der 3. Ableitung ein positiver Ausschlag gemessen wird.

19. Welche der folgenden Aussagen ist oder sind aus den Inhalten des Textes ableitbar?

I. In elektrischen Feldern findet Stromfluss statt.
II. Die Coloumb-Kraft sorgt am ehesten dafür, dass Strom (elektrische Ladungen) vom Minus- zum Plus-Pol fließt.
III. Wenn eine Ladung in einem elektrischen Feld verschoben wird, ändert sich das Potenzial nicht.
IV. In einem Plattenkondensator entsprechen die Isopotenziallinien den Feldlinien.

A) Keine der Aussagen.
B) Nur Aussage II.
C) Nur Aussage III.
D) Aussagen I und IV.
E) Aussagen II und IV.

20. Hinsichtlich möglicher schädlicher Wirkungen des elektrischen Felds einer Energieanlage ist u. a. die in bestimmten Einwirkungsbereichen herrschende elektrische Feldstärke von Bedeutung. Die Einheit der elektrischen Feldstärke E ist kV/m. Etwa wie groß ist die elektrische Spannung, die über einer quer zur Feldrichtung befindlichen Zellmembran von etwa 8 nm Dicke abfällt, wenn die elektrische Feldstärke 5 kV/m beträgt?

A) 40 µV
B) 0,4 mV
C) 4 mV
D) 40 mV
E) 0,4 V

21. Extra- und Intrazellulärflüssigkeit bilden zusammen mit einer Zellmembran einen elektrischen Kondensator. Die Kapazität dieses Kondensators ist $1{,}6 \cdot 10^{-12}$ F. Etwa wie groß muss ein einseitiger Überschuss einwertiger Ionen sein, damit sich dadurch eine Potenzialdifferenz von 10 mV ausbildet? (Elementarladung $\approx 1{,}6 \cdot 10^{-19}$ Coulomb).

A) 10^4
B) 10^5
C) 10^6
D) 10^7
E) 10^8

22. Welche der folgenden Aussagen ist oder sind aus den Inhalten des Textes ableitbar?

I. Isopotenziallinien im elektrischen Feld eines Plattenkondensators entsprechen sich in ihrer Spannung, nicht aber in ihrer Richtung.
II. Bei einem elektrischen Dipol schneiden die Isopotenziallinien die Feldlinien.
III. Potenzielle Energie bezeichnet man auch als elektrische Energie.
IV. Die elektrische Spannung ist definiert als Energieänderung pro Ladung.

A) Nur Aussage I.
B) Nur Aussage II.
C) Aussagen III und IV.
D) Aussagen I und IV.
E) Aussagen II und IV.

23. Welche der folgenden Aussagen trifft zu?

A) Die Lage des elektrischen Dipols im menschlichen Erregungssystem kann über lokal variierende Spannungswerte berechnet werden.
B) Der „Nullpunkt“ im Einthoven-Dreieck liegt an dessen Spitze.
C) Die Orientierung des Dipols im Einthoven-Dreieck ist immer rechtwinklig zu den jeweiligen Dreiecks-Schenkeln.
D) Die Potenzialdifferenz zwischen Isopotenziallinien, die der Summenvektor der Dipole erzeugt, sind bei einer sog. D-Welle alle drei positiv.
E) Die Kurven des EKGs bestehen aus sog. P-Zacken und Q-Wellen.

24. Welche der folgenden Aussagen ist oder sind aus den Inhalten des Textes ableitbar?

I. Das EKG liefert Momentaufnahmen der Herzaktivität.
II. Das Produkt aus elektrischer Feldstärke und Ladungsdifferenz ergibt das elektrische Potenzial.
III. Die Ableitungen im EKG entsprechen den Ecken des Einthoven-Dreiecks.
IV. Das Symbol für die elektrische Spannung ist „U“.

A) Nur Aussage II.
B) Nur Aussage IV.
C) Aussagen I und II.
D) Aussagen I und III.
E) Aussagen III und IV.

Übungsset 7

Beantworten Sie die Fragen zu folgenden naturwissenschaftlichen Texten.
(TMS: 60 Min. für 4 Texte, EMS: 45 Min. für 3 Texte)

Text 1:
In den europäischen Industrienationen entsprechen die Herz-Kreislauf-Erkrankungen mit knapp 50 % der mit Abstand häufigsten Todesursache; gefolgt von Tumorerkrankungen mit circa 20 %. Somit handelt es sich hierbei um ein zentrales Thema im Alterssport, da der Einfluss der sportlichen Betätigung hier ungewöhnlich groß ist. Ein aktiver Lebensstil hingegen reduziert das Risiko für eine Herz-Kreislauferkrankung um bis zu 55 %.
Altersbedingte Hypertonie ist einer der bedeutendsten Risikofaktoren für eine koronare Herzkrankheit. So leiden etwa 50 % aller über 60-Jährigen an einer zumindest leichten Hypertonie mit systolischen Werten über 140 mmHg und/oder diastolischen Werten über 90 mmHg. Ein regelmäßiges Ausdauertraining bewirkt eine deutliche Blutdrucksenkung von bis zu 12 mmHg systolischer und 8 mmHg diastolischer Reduktion. Ursächlich sind hierbei u. a. eine Verminderung des Sympathikotonus (Herabsetzung der Aktivität des sympathischen Nervensystems) mit geringeren Noradrenalinspiegeln, sowie die Abnahme des Gefäßwiderstands. Auch der Gewichtsverlust durch das Training und der nicht vollständig ausgeglichene Salzverlust durch das Schwitzen spielen eine Rolle.
Im Altersgang kommt es auch bei gesunden Menschen zu einer signifikanten Änderung der beiden wichtigsten Kenngrößen der Lungenfunktion: der Vitalkapazität und dem Residualvolumen. Die Vitalkapazität (Differenz zwischen maximaler Einatmung und maximaler Ausatmung) sinkt aufgrund reduzierter Elastizität des Lungengewebes durch Verlust des Gewebeproteins Elastin und struktureller Veränderung des Brustkorbs (Verknöcherung). Das Residualvolumen (Luftmenge, die nach maximaler Ausatmung noch in der Lunge bleibt) steigt, weil sich die Atemwegswiderstände erhöhen. Auch die maximale Menge Sauerstoff, die potenziell durch die Alveolen aufgenommen werden kann, sinkt, da die Produktion neuer Alveolen ungefähr ab dem 20. Lebensjahr stoppt und ihre Zahl kontinuierlich abnimmt. Durch eine körperliche Betätigung kann es zu einer Abnahme der Atemwegswiderstände kommen und v. a. durch ein Krafttraining der oberen Extremitäten und der Atemmuskulatur kann sich die Lungenfunktion verbessern. Auch die Vitalkapazität lässt sich durch Sport erhöhen.
Die maximale Sauerstoffaufnahme ($VO_{2\ max}$) wird häufig als Bruttokriterium der Ausdauerleistungsfähigkeit angesehen. Sie gibt Auskunft darüber, wieviel Sauerstoff der Körper effektiv verstoffwechseln kann. Die $VO_{2\ max}$ sinkt ab dem 20. Lebensjahr zunehmend. Im 60. Lebensjahr beträgt die $VO_{2\ max}$ nur noch 66 % bis 75 % ihres Ausgangswertes. Begründet liegt diese Abnahme in der reduzierten Funktionsfähigkeit von Herz und Lunge im Alter. Das ist v. a. auf das verringerte Herzminutenvolumen (Herzschlagvolumen multipliziert mit der Herzfrequenz) zurückzuführen, welches aus reduzierter Kontraktilität und Elastizität des Herzmuskels hervorgeht. Durch ein strukturiertes Ausdauertraining kann die $VO_{2\ max}$ auch im Alter noch um knapp 20 % erhöht werden.
Im Laufe des Altersgangs kommt es zu einem sich beschleunigenden Abbau von Muskelmasse. Im Durchschnitt geht die gesamte Muskelmasse bis zum 70. Lebensjahr um 30–40 % zurück. Als Ursachen werden Testosteronabfall und der funktionelle Ausfall von circa 25 % der Motoneurone genannt. Die Muskelkraft verhält sich ähnlich. Sie bleibt etwa vom 30. bis zum 50. Lebensjahr auf einem gleichen Niveau und sinkt dann zunehmend. Im 6. und 7. Lebensjahrzehnt ist so mit einem Abfall von durchschnittlich 15 % pro Dekade zu rechnen, und von 30 % in der 8. Dekade. Zudem muss zwischen Einbußen der isometrischen (statisch haltenden) Kraft und Einbußen der dynamischen Kraft differenziert werden. Erstere betragen im Mittel ungefähr 40 %, unterliegen aber je nach Trainingszustand starken Schwankungen, der Verlust der dynamischen Kraft beträgt zwischen 70 und 80 % ggü. dem Höchstleistungsalter. Es herrscht Einigkeit in der Literatur darüber, dass auch im Alter eine gute Trainierbarkeit der Kraft vorliegt.

1. Welche der folgenden Aussagen lässt sich oder lassen sich aus den Inhalten des Textes ableiten?

   I. Die Hälfte der Menschen in den europäischen Industrienationen stirbt an Herz-Kreislauf-Erkrankungen, ein Fünftel an Krebs.
   II. Wohl die Hälfte der Tode durch Herz-Kreislauf-Erkrankungen könnte durch sportliche Betätigung verhindert werden.
   III. Hypotonie ist ein Risikofaktor für die koronare Herzkrankheit.
   IV. Hypertonie bedeutet Bluthochdruck.

   A) Jede der Aussagen.
   B) Aussagen I, II und III.
   C) Aussagen I, II und IV.
   D) Aussagen II, III und IV.
   E) Aussagen I und IV.

2. Welche der folgenden Aussagen zu Gesundheitsparametern trifft zu?

   A) Der diastolische Blutdruck lässt sich durch Ausdauertraining absolut gleich stark verringern wie der systolische, relativ jedoch weniger stark.
   B) Der Sympathikus bewirkt am ehesten einen niedrigen Blutdruck.
   C) Mit zunehmendem Alter steigt die Luftmenge, die nach maximaler Ausatmung noch in der Lunge verbleibt.
   D) Übergewicht bewirkt tendenziell einen zu niedrigen Blutdruck.
   E) Noradrenalin erhöht den Sympathikotonus.

3. Welche der folgenden Aussagen lässt sich oder lassen sich aus den Inhalten des Textes ableiten?

   I. Elastin kommt im Herzmuskel und in der Lunge vor.
   II. Die Vitalkapazität ist bei jüngeren Menschen meist höher als bei älteren.
   III. Die Vitalkapazität verbleibt auch nach maximalem Ausatmen noch in der Lunge.
   IV. Das Residualvolumen steigt durch Atemwegswiderstände.

   A) Nur Aussage I.
   B) Nur Aussage IV.
   C) Aussagen II und III.
   D) Aussagen II und IV.
   E) Aussagen I und III.

4. Welche der folgenden Aussagen zur trifft zu?

   A) $VO_{2\,max}$ ist eine reine Kenngröße der Lungenfunktion.
   B) Personen mit einer hohen $VO_{2\,max}$ sind immer auch gute Ausdauersportler (daher der Begriff „Bruttokriterium").
   C) Die $VO_{2\,max}$ sinkt im Alter um rund 70 %.
   D) Durch ein strukturiertes Ausdauertraining lässt sich die $VO_{2\,max}$ auch im Alter noch in die Nähe des Ausgangswertes bewegen.
   E) Herzminutenvolumen und $VO_{2\,max}$ korrelieren negativ miteinander.

5. Welche der folgenden Aussagen zur Kraft und Muskulatur im Alter trifft zu?

   A) Die individuelle Muskelmasse hängt ab vom Enzymspiegel und ihrer Nutzung (Innervation).
   B) Die Muskelkraft ist mit 35 Jahren noch signifikant höher als mit 45.
   C) Die isometrische Muskelkraft fällt im Alter weniger stark als die dynamische.
   D) Die Muskelmasse sinkt prozentual in etwa gleich stark wie die dynamische Muskelkraft.
   E) Der Kraftverlust im Alter ist weitestgehend irreversibel.

6. Welche Aussage zu den Veränderungen der Physiologie im Alter trifft zu? Es kommt zu einer/m ...

   A) ... Abnahme der $VO_{2\,max}$ um rund 30 % ihres Ausgangswertes bis zum 60. Lebensjahr.
   B) ... Zunahme des Blutdrucks um bis zu 50 % bis zum 70. Lebensjahr.
   C) ... Abnahme der Motoneurone um circa 25 % bis zum 50. Lebensjahr.
   D) ... Verlust der dynamischen Kraft zwischen 7 und 8 % ggü. dem Höchstleistungsalter.
   E) ... Rückbildung von Alveolen um 20 % bis zum 60. Lebensjahr.

Text 2:
Die Neubildung von Glucose aus zwei Molekülen Pyruvat bezeichnet man als Gluconeogenese. In verstärktem Maße notwendig wird diese erst bei länger währender Nahrungskarenz, da bei normaler Stoffwechsellage die Glucose aus der Nahrung und aus dem Glykogenabbau ausreicht, um den Körper zu versorgen.
Ausgangsprodukt der Gluconeogenese ist meist Pyruvat, das eigentliche Endprodukt der Glykolyse. Dieses kann jedoch aus verschiedenen Substraten gebildet werden. Als Ausgangsstoffe der Gluconeogenese können sowohl Lactat, glucogene Aminosäuren, Glycerin sowie Propionyl-CoA dienen. Lactat entsteht im Körper kontinuierlich beim anaeroben Abbau von Glucose. Muskeln geben es ins Blut ab, die Leber kann es aufnehmen und mittels der Lactat-Dehydrogenase in wieder in Pyruvat umwandeln. Glucogene Aminosäuren gewinnt der Körper aus Nahrungsproteinen oder (in Hungerphasen) aus Proteinen der Skelettmuskulatur. Sie werden mittels Transaminierung in Ketosäuren umgewandelt, die wiederum teilweise als Intermediärprodukte in den Citratzyklus eingeschleust und so zu Oxalacetat umgewandelt werden. Glycerin wird aus dem Abbau von Triacylglycerinen gewonnen, Propionyl-CoA aus dem Abbau ungeradzahliger Fettsäuren und einiger Aminosäuren. Propionyl-CoA wird zunächst in Methylmalonyl-CoA umgewandelt, dann in Succinyl-CoA, welches in den Citratzyklus eingeschleust und zu Oxalacetat umgewandelt wird. Für den Aufbau eines C6-Körpers Glucose werden zwei C3-Körper Pyruvat benötigt.
Die Gluconeogenese greift größtenteils auf Enzyme der Glykolyse zurück, deren Reaktionen reversibel sind. Drei Reaktionen der Glykolyse sind jedoch nicht umkehrbar und müssen umgangen werden: Die Hexokinase-Reaktion (Glucose → Glucose-6-phosphat), die Phosphofructokinase-Reaktion (Fructose-6-phosphat → Fructose-1,6-bisphosphat) und die Pyruvatkinase-Reaktion (Phosphoenolpyruvat: PEP → Pyruvat). Zur Umgehung dieser Reaktionen werden folgende vier Enzyme benötigt, die zudem in je unterschiedlichen Zell-Kompartimenten lokalisiert sind: Pyruvatcarboxylase (Mitochondrien), PEP-Carboxkinase (Zytosol), Fructose-1,6-Bisphosphatase (Zytosol), Glucose-6-Phosphatase (endoplasmatisches Retikulum).
Die Pyruvatkinase kann durch die Pyruvatcarboxylase-Reaktion umgangen werden, bei der Pyruvat unter Verbrauch eines Moleküls ATP in Oxalacetat umgewandelt wird. Hierbei kommt Biotin als Coenzym zum Einsatz. Da die Mitochondrienmembran für Oxalacetat undurchlässig ist, erfolgt der anschließende Transport ins Zytosol über das Malat-Aspartat-Shuttle. Oxalacetat wird in Malat, Aspartat oder Citrat umgewandelt und dann im Zytosol wieder zu Oxalacetat zurückgebildet. Die PEP-Carboxykinase katalysiert daraufhin unter GTP-Verbrauch die Umwandlung von Oxalacetat in PEP. Hierbei handelt es sich um die Schrittmacherreaktion der Gluconeogenese. PEP ist ein energiereiches Zwischenprodukt der Glykolyse und kann jetzt durch reversible Reaktionen zu Glycerinaldehyd-3-phosphat umgesetzt werden. Aus zwei solcher Moleküle wird ein Fructose-1,6-bisphosphat.
Die Umgehung der Phosphofructokinase 1 erfolgt durch die Fructose-1,6-Bisphosphatase. Sie hydrolysiert Fructose-1,6-bisphosphat zu Fructose-6-phosphat. Fructose-6-phosphat wird durch das glykolytische Enzym Hexosephosphatisomerase zu Glucose-6-phosphat umgesetzt.
Die Hexokinase wird letztendlich durch die Glucose-6-Phosphatase umgangen, ein integrales Membranprotein des endoplasmatischen Retikulums von Nieren- und Leberzellen, das Glucose-6-phosphat zu Glucose und P_i hydrolysiert.
Phosphorylierte Glucose kann die Zelle nicht wieder verlassen, die Glucose-6-Phosphatase-Reaktion ist also unerlässlich für Organe, die an der Regulation des Blutzuckerspiegels beteiligt sind (Leber und Niere). Ein Defekt der Glucose-6-Phosphatase führt dazu, dass das in der Gluconeogenese gebildete (oder aus Glykogen freigesetzte) Glucose-6-phosphat nicht dephosphoryliert werden und folglich die Zelle nicht verlassen kann. Das entstehende Krankheitsbild wird als Morbus von Gierke bezeichnet und gehört zur Gruppe der Glykogenosen. Es macht sich bereits beim Säugling durch lebensbedrohliche Hypoglykämien sowie Azidosen bemerkbar.
Bei der Gluconeogenese werden insgesamt 4 Moleküle ATP und 2 Moleküle GTP verbraucht. Die Gluconeogenese wird nicht aus Energiemangel betrieben, sondern aus Glucosemangel, also einem zu geringen Blutzuckerspiegel.

7. Welche Aussage zur Gluconeogenese trifft zu?

A) Der Glykogenabbau wird erst bei anhaltender Nahrungskarenz notwendig.
B) Die Gluconeogenese ist bis auf vier Reaktionsschritte die genaue Rückreaktion der Glykolyse.
C) Aus dem Endprodukt der Glykolyse lässt sich Glucose gewinnen.
D) Pyruvat entsteht bei der Glykolyse aus Lactat.
E) Lactat wird durch die Lactat-Dehydrogenase in Oxalacetat umgewandelt.

8. Welche der Aussagen ist korrekt?

A) Das Produkt der Transaminierung des Lactats ist eine Ketosäure.
B) Ketosäuren sind Intermediärprodukte des Citratzyklus.
C) Die Pyruvatkinase-Reaktion stellt die „Umgehung" der Hexokinase-Reaktion dar.
D) Biotin ist ein Coenzym des Malat-Aspartat-Shuttles.
E) Die Reaktionen der Gluconeogenese sind alle ähnlich schnell.

9. Welche der folgenden Aussagen lässt sich oder lassen sich aus den Inhalten des Textes ableiten?

I. Methylmalonyl-CoA entsteht u. a. aus Aminosäuren.
II. Oxalacetat ist vermutlich energiereicher als Pyruvat.
III. Die Gluconeogenese findet in mindestens drei Zell-Kompartimenten statt.
IV. Eine Phosphatase katalysiert die entgegengesetzte Reaktion einer Kinase.

A) Aussagen II und III.
B) Aussagen I, II und III.
C) Aussagen II, III und IV.
D) Aussagen I, II und IV.
E) Jede der Aussagen.

10. Welche der folgenden Aussagen lässt sich oder lassen sich aus den Inhalten des Textes ableiten?

I. Kinasen übernehmen am ehesten Dephosphorylierungen.
II. Es gibt nicht-glucogene Aminosäuren.
III. Die Lactat-Dehydrogenase ist in der Muskulatur lokalisiert.
IV. Leberzellen besitzen kein endoplasmatisches Retikulum.

A) Keine der Aussagen.
B) Nur Aussage II.
C) Nur Aussage IV.
D) Aussagen I und II.
E) Aussagen I und III.

11. Die Gluconeogenese ...

A) ... umfasst die Synthese zweier Moleküle Glucose aus einem Molekül Pyruvat.
B) ... ist von der Glykolyse durch die Reaktionsrichtung sowie drei Enzyme zu unterscheiden.
C) ... ist energiebringend.
D) ... läuft unter Sauerstoffmangel vermutlich verstärkt ab.
E) ... beinhaltet die Pyruvatkinase-Reaktion.

12. Welche der folgenden Aussagen ist aus dem Text ableitbar?

A) Die Milz ist an der Regulierung des Blutzuckers beteiligt.
B) Glucose-6-phosphat entsteht nur während der Gluconeogenese.
C) Eine Hypoglykämie ist am ehesten eine Glucose-Mangel-Erkrankung.
D) Im endoplasmatischen Retikulum wird in erster Linie Glucose regeneriert.
E) Succinyl ist ein C6-Körper.

Text 3:

Zahlreiche Studien konnten belegen, dass sportliche Betätigung neben der physischen auch zur psychischen Gesundheit entscheidend beiträgt. Vor allem auf neuronaler und hormoneller Ebene führt Sport zu signifikanten Effekten, die im Folgenden gelistet sind.

Neurotransmitter: Aerobe Belastungen, d. h. Ausdauersport mit niedriger Belastungsintensität und primär oxidativer Energiebereitstellung, beeinflussen die Neurotransmittersysteme des Menschen auf positive Weise. Die Veränderung der Botenstoffkonzentration bewirkt u. a. eine verbesserte Aufmerksamkeit und Entspannung sowie eine erhöhte innere Zufriedenheit. Insbesondere die Auswirkungen von Ausdauersport auf das Serotoninsystem sind mittlerweile wissenschaftlich gut belegt. Die Konzentration dieses Neurotransmitters steigt nach dem Training schnell an und bleibt über einen längeren Zeitraum erhöht. Dieser Botenstoff wird genauso wie Noradrenalin und Dopamin bei psychisch erkrankten Patienten oftmals unzureichend ausgeschüttet. Symptome wie Antriebsschwäche, Selbstzweifel oder Erschöpfung, die durch den Mangel hervorgerufen wurden, können durch Ausdauersport deutlich verringert werden.

Neuronale Plastizität und Neurogenese: Wissenschaftler gehen davon aus, dass psychische Störungen mit einer Störung der neuronalen Plastizität einhergehen. Verantwortlich für neuronale Neubildungs- und Umbildungsprozesse sind sog. Neurotrophine. Einer dieser körpereigenen Signalstoffe ist der Nervenwachstumsfaktor BDNF (brain-derived neurotrophic factor), der beim Heranreifen und Überleben von verschiedenen Nervenzellen eine entscheidende Rolle spielt. Während man in Gehirnen verstorbener depressiver Patienten eine verminderte Konzentration an BDNF im Hippocampus fand, ist seit einiger Zeit bewiesen, dass durch körperliches Training schon nach einigen Tagen dort ein gesteigerter Gehalt an BDNF nachzuweisen ist und dieser Proteingehalt über mehrere Wochen erhöht bleibt. Neben der BDNF-Konzentration sind drei weitere Moleküle von zentraler Bedeutung für die Neurogenese und damit essenziell für die Besserung von psychischen Krankheitsbildern. Dazu zählen β-Endorphine, der sog. vascular endothelial growth factor (VEGF) sowie Serotonin. Es ist bestätigt, dass die Konzentrationen all dieser Faktoren durch Langzeitausdauersport erheblich ansteigen. Zusammenfassend lässt sich also festhalten, dass körperliche Aktivität, insbesondere aerobes Training zu einer Bildung bzw. Ausschüttung mehrerer Moleküle führt, die die neuronale Plastizität sowie Neurogenese im Hippocampus fördern. Des Weiteren kann körperliches Training zu einer emotionalen Ausgeglichenheit und Stimmungsaufhellung führen. Insbesondere vergleichende Aufnahmen des Gehirns bei Erwachsenen über 60 Jahren haben diese Theorie anschaulich gestützt. Bereits nach einem sechsmonatigen aeroben Trainingsprogramm konnte eine signifikante Vergrößerung des Hippocampus beobachtet und nachgewiesen werden.

Stresshormone: Durch Stress wird der Hormonhaushalt u. a. durch eine erhöhte Adrenalin- oder Cortisol-Ausschüttung aus dem Gleichgewicht gebracht. Akutes körperliches Training wirkt zwar zunächst selbst als Stressor, indem es die Cortisol-Produktion anregt. Doch bei länger andauerndem körperlichen Training wird der Cortisolspiegel sowohl in Ruhephasen als auch bei Stresshormonausschüttung deutlich gesenkt. Das hormonelle Gleichgewicht wird somit wiederhergestellt und der Patient kommt zur Ruhe.

Endorphine: Endorphine sind vom Körper selbst produzierte Opioide, die zwar eine andere Zusammensetzung als Morphine aufweisen, allerdings über fast identische Wirkungen verfügen. So „euphorisieren" sie die Stimmungslage. Nach Ausdauerbelastungen steigt die Konzentration der Endorphine im Blutplasma stark an. Unter Läufern ist dieses Phänomen als „runners high" bekannt. Anhand vergleichender Untersuchungen von Primaten und Menschen wurde darüber hinaus festgestellt, dass Endorphine eine wichtige Funktion in der Etablierung sozialer Bindungen haben.

13. Welche der folgenden Aussagen lässt sich oder lassen sich aus den Inhalten des Textes ableiten?

I. Aerobe Belastungen sind immer Belastungen niedriger Belastungsintensität.
II. Anaerobe Belastungen verschlechtern den Zustand von Transmittersystemen.
III. Ein Mangel an Noradrenalin und Dopamin führt u. a. zu Antriebsschwäche.
IV. Der Serotoninspiegel wird durch Ausdauersport meist gesenkt.

A) Nur Aussage I.
B) Aussagen II und III.
C) Aussagen I und IV.
D) Aussagen I und III.
E) Aussagen II und IV.

14. Welche der folgenden Aussagen ist aus den Inhalten des Textes ableitbar?

A) BDNF ist ein Neurotransmitter im Hippocampus.
B) Depressive Personen versterben am ehesten an einem BDNF-Mangel im Gehirn.
C) Neuronale Plastizität verbessert die individuelle Ausdauerleistungsfähigkeit.
D) BDNF kommt auch post mortem (d. h. nach dem Tod) noch eine gewisse Zeit im Gehirn vor.
E) BDNF kommt nur im Gehirn vor.

15. Welche der folgenden Aussagen lässt sich oder lassen sich aus den Inhalten des Textes ableiten?

I. Der VEGF ist zuständig für die Neurogenese.
II. Erhöhte Neuroplastizität geht immer mit Volumenzunahmen der jeweiligen Struktur einher.
III. Eine „Sporttherapie" könnte die Symptome einer Depression vermutlich lindern.
IV. Serotonin ist ein Hormon.

A) Aussagen I, II und III.
B) Aussagen II und IV.
C) Aussagen I und III.
D) Nur Aussage I.
E) Nur Aussage II.

16. Welche Aussage ist korrekt?

A) Cortisol ist kein Stresshormon.
B) Durch körperliches Training gewöhnt sich der Körper an weiterhin konstant hohe Stresshormon-Spiegel.
C) Körperliches Training führt zur Freisetzung von Antagonisten (d. h. Gegenspielern) der Stresshormone.
D) In Ruhephasen ist normalerweise kein Cortisol messbar.
E) Stress erhöht den Adrenalin-Spiegel.

17. Welche der Aussagen lässt sich aus den Inhalten des Textes ableiten?

A) Morphine sind keine Opioide.
B) Ausdauerbelastungen führen zu erhöhter Konzentrationsfähigkeit.
C) Durch Ausdauerbelastungen steigt der Morphin-Spiegel.
D) Endorphine sind eine Art Morphine.
E) Endorphine steuern mitunter das Sozialverhalten.

18. Zu welchem der folgenden Aspekte wurden keine Auswirkungen des Ausdauersports beschrieben?

A) Sexualhormon-Spiegel
B) Serotonin-Spiegel
C) Neurotrophin-Spiegel
D) Endorphin-Spiegel
E) Adrenalin-Spiegel

Text 4:

Gealterte Erythrozyten werden in der Milz (retikuloendotheliales System: RES), dem Knochenmark und der Leber phagozytiert und abgebaut. Das Hämoglobin, das bei einer Hämolyse außerhalb dieser Organe in der Blutbahn freigesetzt wird, bildet mit Haptoglobin, einem Glykoprotein des Blutplasmas, chemische Komplexe und wird dann in dieser Form von der Leber aufgenommen. Die beim Abbau von Hämoglobin freigesetzten Häm-Gruppen können nicht wiederverwendet werden. Die Ringsysteme werden deshalb gespalten und zu Bilirubin abgebaut. Dazu wird das rote Häm im ersten Schritt in grünes Biliverdin umgewandelt, indem die Hämoxygenase den Tetrapyrrolring des Häms an einer Methinbrücke öffnet. Der Kohlenstoff der Methinbrücke wird als CO (Kohlenstoffmonoxid) freigesetzt und ausgeatmet, das Eisen-Ion an Ferritin gebunden, sodass es wiederverwendet werden kann. Hierbei handelt es sich um die geschwindigkeitsbestimmende Reaktion des Häm-Abbaus.
Durch die Biliverdinreduktase wird Biliverdin in oranges Bilirubin umgewandelt, das zwei Proprionylgruppen mit zwei Carboxylresten enthält und nur schwer wasserlöslich ist. Unkonjugiertes (sog. indirektes) Bilirubin verlässt das RES und wird an Albumin gebunden zur Leber transportiert. In der Leber wird indirektes Bilirubin durch die Glucuronosyltransferase mit Glucuronsäure verestert (konjugiert). Als Produkt entsteht Bilirubinmono-/diglucuronid, das konjugierte, direkte Bilirubin. Dieses weist eine höhere Wasserlöslichkeit auf, sodass es nun ausscheidungsfähig ist und über die Galle abgegeben werden kann. Mit der Galle gelangt es in den Darm und wird dort weiter zu den farblosen Produkten Stercobilinogen und Urobilinogen abgebaut. Diese gelangen wiederum zu 20 % über den enterohepatischen Kreislauf zurück zur Leber. Die restlichen 80 % werden weiter in die orangen Gallefarbstoffe Stercobilin und Urobilin umgewandelt, die den Fäzes ihre Farbe geben. Bei starkem Abbau von Häm kann Urobilinogen im Harn über die Niere ausgeschieden werden. Bei Kontakt mit Sauerstoff oxidiert das Urobilinogen zu Urobilin und färbt den Urin dunkel.
Der Häm-Abbau ist ein komplexer biochemischer Prozess. Fehlerhafte Regulierungen o. ä. führen meist zum Krankheitsbild des Ikterus (Hyperbilirubinämie, „Gelbsucht"). Ein erhöhter Bilirubinspiegel von über 2 mg/dl (Normwert: 1 mg/dl Gesamtbilirubin) führt zur Gelbfärbung der Skleren und der Haut. Häufig werden vier Typen des Ikterus unterschieden, die zu beschriebener Verfärbung von Augen und Haut führen: Prähepatischer (hämolytischer) Ikterus: Die Hyperbilirubinämie entsteht hierbei hauptsächlich durch Hämolyse mit vermehrtem Hämabbau. Vor allem die Blutplasmakonzentration des indirekten Bilirubins ist erhöht, da die Konjugationskapazität der Leber überschritten ist. Intrahepatischer Ikterus: Er beruht auf Leberschädigung (Hepatitis, Leberzirrhose) mit eingeschränktem Bilirubinabbau, das folglich im Blut persistiert. Posthepatischer Ikterus: Die Blutplasmakonzentration des direkten Bilirubins steigt durch gestörten Galleabfluss, z. B. infolge einer Gallenstein-Verlegung. Neugeborenenikterus: Er tritt bei vielen Neugeborenen zwischen dem 2. und 6. Lebenstag auf, weil physiologisch mehr Bilirubin anfällt und die Aktivität des Enzyms UDP-Glucoronosyltransferase noch nicht voll entwickelt ist, sodass Bilirubin nur unzureichend konjugiert wird.

19. Welche Aussage zur Reihenfolge des Häm-Abbaus trifft zu?

A) Bilirubin → Bilirubinglucoronid → Biliverdin
B) Häm → Biliverdin → Bilirubin
C) Hämoglobin → Haptoglobin → Häm + Globin
D) Bilirubinglucoronid → Bilirubin → Biliverdin
E) Biliverdin → Stercobilinogen → Urobilinogen

20. Die Hämoxygenase ...

A) ... ist ein Glykoprotein des Blutplasmas.
B) ... ist meist die Ursache des Neugeborenenikterus.
C) ... wandelt Biliverdin zu Bilirubin um.
D) ... öffnet den Tetrapyrrolring des Häms.
E) ... findet in dem Text keine Erwähnung.

21. Ein Tumor der Gallenblase führt am ehesten zu ...

A) ... einem prähepatischen Ikterus.
B) ... einem intrahepatischen Ikterus.
C) ... einem posthepatischen Ikterus.
D) ... einem Neugeborenenikterus.
E) ... keiner der genannten Erkrankungen.

22. Welche der folgenden Aussagen lässt sich oder lassen sich aus den Inhalten des Textes ableiten?

I. Häm enthält Eisen.
II. Erythrozyten werden in Milz, Knochenmark und Leber sowohl produziert als auch abgebaut.
III. Im Regelfall werden drei Fünftel der Abbauprodukte des Häms über den Kot (Fäzes) ausgeschieden.
IV. Indirektes Hämoglobin ist wasserlöslich.

A) Nur Aussage I.
B) Nur Aussage II.
C) Aussagen I und III.
D) Aussagen II und IV.
E) Keine der Aussagen.

23. Welche Aussage trifft zu?

A) Die Glucoronosyltransferase wandelt indirektes Biliverdin in direktes.
B) Bilirubin als Abbauprodukt des Häms wird nur bei erhöhtem Bedarf, z. B. im Rahmen einer Anämie (Blutarmut), wieder rückresorbiert.
C) Obwohl der Wert über dem Normbereich liegt, spricht man bei einem Bilirubinspiegel von 1,5 mg/dl noch nicht von einem Ikterus.
D) Ein Neugeborenenikterus entsteht aufgrund hormoneller Umstellungsprozesse.
E) Bilirubin ist grundsätzlich wasserlöslich.

24. Welche der folgenden Aussagen lässt sich oder lassen sich aus den Inhalten des Textes ableiten?

I. Dunkler Urin kann auf Stercobilin im Urin hindeuten.
II. Hämolyse führt zu einem Anstieg des Häm-Spiegels.
III. Häm besteht chemisch aus einem Ringsystem.
A) Jede der Aussagen.
B) Aussagen I und II.
C) Aussagen I und III.
D) Aussagen II und III.
E) Nur Aussage II.

Übungsset 8

Beantworten Sie die Fragen zu folgenden naturwissenschaftlichen Texten.
(TMS: 60 Min. für 4 Texte, EMS: 45 Min. für 3 Texte)

Text 1:
Ein Großteil der Energie, die in Abbaureaktionen der Lipide, Kohlenhydrate und Proteine entsteht, wird intrazellulär vorübergehend in Form der Reduktionsäquivalente NADH + H^+ und $FADH_2$ gespeichert. Während in der Substratkettenphoshorylierung bereits erste Moleküle ATP aus ADP und P_i entstehen konnten, werden in der Atmungskette genannte Reduktionsmittel oxidiert, um aus der freiwerdenden Energie den universalen Energieträger ATP zu synthetisieren. Dieser Prozess findet in der inneren Mitochondrienmembran sowie der Mitochondrienmatrix statt.
Hierbei macht sich der Körper die Energieerzeugung von exergonen Redoxreaktionen zunutze, denn die chemische Reaktion, die der Wasserbildung in der Atmungskette zugrunde liegt, ist die Knallgasreaktion: $H_2 + ½ O_2 \rightarrow H_2O$; G = -235 kJ/Mol. Würde die Energie von (-)235 kJ/Mol auf einmal frei, würde die Zelle zerplatzen. Die Atmungskette ermöglicht es, die Energie in kleinen Paketen freizusetzen, indem die Elektronen schrittweise durch mehrere Redoxsysteme fließen, bevor sie mit Sauerstoff reagieren. Die Elektronen der Reduktionsäquivalente werden über die Komplexe der Atmungskette transportiert (Komplex I → Komplex II → Komplex III → Komplex IV). Die dabei freiwerdende Energie wird zum Aufbau eines Protonengradienten über der inneren Mitochondrienmembran genutzt. Diese Protonen fließen durch einen Protonenkanal zurück ins Mitochondrium. Die eigentliche ATP-Synthese findet dann an Komplex V statt (der ATP-Synthase).
Während die äußere Mitochondrienwand durch viele Porine gut durchlässig ist, stellt die innere Mitochondrienmembran eine Hürde dar, die ausschließlich über spezielle Transporter überwunden werden kann. Erst hierdurch kann ein Gradient aufrechterhalten werden. Die Elektronen aus NADH und $FADH_2$ werden zunächst auf Coenzym Q als gemeinsamen Akzeptor und dann weiter auf eine Sequenz von Cytochromen übertragen. Hierbei handelt es sich um elektronenübertragende Enzyme, die Hämgruppen enthalten. In jedem Cytochrom-Molekül kann das Eisen der Hämgruppe Elektronen aufnehmen und wieder abgeben. Im reduzierten Zustand (Fe^{2+}) kann es das Elektron an den nächsten Überträger weitergeben usw. Nur das letzte Cytochrom kann seine Elektronen direkt an molekularen Sauerstoff abgeben. Durch die Oxidation der Reduktionsäquivalente werden diese wieder „recycelt" und können Glykolyse, Citratzyklus etc. wieder zugeführt werden.
Bei der Oxidation der verschiedenen Reduktionsäquivalente wird die freie Reaktionsenthalpie der einzelnen Redox-Prozesse an den Komplexen der Atmungskette immer stärker negativ. Diese stark exergonen Prozesse befähigen die Komplexe zum Transport von insgesamt 10 Protonen pro oxidiertem NADH bzw. 6 Protonen pro oxidiertem $FADH_2$. Atmungskette und ATP-Synthase sind chemiosmotisch gekoppelt, d. h. die Funktion der ATP-Synthase ist abhängig von der Erzeugung des Protonengradienten durch die Atmungskette. Insgesamt werden bei vollständiger Oxidation eines Moleküls Glucose zu Kohlendioxid und Wasser zwölf Elektronenpaare über die Atmungskette auf molekularen Sauerstoff übertragen. Ein Mol oxidierter Glucose bring etwa -620 kcal Energie. Im Vergleich mit den -680 kcal/Mol, die bei vollständiger Verbrennung frei würden wird deutlich, dass bei der biologischen Glucose-Oxidation fast die gesamte gespeicherte Energiemenge im Rahmen der Atmungskette freigesetzt wird.

1. Welche der Aussagen trifft NICHT zu?

   A) Der Aufbau eines Protonengradienten erfolgt über die innere Mitochondrienmembran.
   B) Bei der Atmungskette werden ggü. der vollständigen Verbrennung rund 60 kcal mehr Energie erzeugt.
   C) Atmungskette und Komplex V sind funktionell gekoppelt.
   D) NADH + H^+ und $FADH_2$ sind Reduktionsäquivalente.
   E) Die Knallgasreaktion ist exergon.

2. Welche Aussage ist korrekt?

   A) In der inneren Mitochondrienmembran finden sich zahlreiche Porine.
   B) Cytochrom Q ist ein Elektronenakzeptor.
   C) In den Cytochromen werden die Elektronen an elementares Eisen (Fe) gebunden.
   D) Der Citratzyklus benötigt Reduktionsäquivalente.
   E) Die Funktion der ATP-Synthase ist abhängig von der Erzeugung eines Elektronengradienten.

3. Welche der folgenden Aussagen lässt sich oder lassen sich aus den Inhalten des Textes ableiten?

   I. Coenzym Q enthält eine Hämgruppe.
   II. Es gilt: Je negativer die Reaktionsenthalpie, desto exogener die Reaktion.
   III. NADH enthält genau 10 Protonen.
   IV. Die Atmungskette ist energetisch recht effizient.

   A) Aussagen I und II.
   B) Aussagen II und III.
   C) Aussagen III und IV.
   D) Nur Aussage II.
   E) Nur Aussage IV.

4. Welche Aussage kann aus dem Text abgeleitet werden?

   A) In der Substratkettenphoshorylierung werden Reduktionsäquivalente verstoffwechselt.
   B) Im Mitochondrium kann $FADH_2$ reduziert werden.
   C) Es gilt am ehesten: $G < 0$ = exergon.
   D) In der Atmungskette kann die in der Glucose gebündelte Energie nur freigesetzt werden, da sie deutlich reduziert wird.
   E) Komplex IV ist eine ATP-Synthase.

5. Welche der folgenden Aussagen lässt sich oder lassen sich aus den Inhalten des Textes ableiten?

   I. Hämgruppen enthalten reduzierbares Eisen.
   II. Jedes der Cytochrome kann seine Elektronen direkt an molekularen Sauerstoff abgeben.
   III. Mitochondrien bestehen aus (mindestens) drei Membranen.

   A) Jede der Aussagen.
   B) Aussagen I und II.
   C) Nur Aussage I.
   D) Nur Aussage III.
   E) Keine der Aussagen.

6. Welche Aussage trifft zu?

   A) Fe^{2+} ist die reduzierte Form des geladenen Eisenteilchens.
   B) $FADH_2$ kann mehr Protonen „speichern" als NADH.
   C) $FADH_2$ und NADH sind die universellen Energieträger.
   D) Ein Molekül vollständig oxidierter Glucose bring etwa –620 kcal.
   E) Die Substratkettenphosphorylierung bringt mehr Energie als die oxidative Phosphorylierung der Atmungskette.

Text 2:
Die Haut ist das flächenmäßig größte Organ des Menschen. Abhängig von der Körpergröße ist sie bis zu 2 m^2 groß und hat eine Masse von 12–14 kg. Die Haut schirmt unseren gesamten Körper ab. Eine offensichtliche Funktion besteht daher im Schutz. Sie reguliert zudem unsere Körpertemperatur, indem sich Blutgefäße verengen oder zusammenziehen und die Schweißdrüsen ihr Sekret absondern. Auch die in der Pubertät zunehmende Körperbehaarung ist für die Temperaturregulierung relevant.
Die Haut besteht aus drei Schichten, welche weiter unterteilt werden können. Beim äußerlich sichtbaren Teil der Oberhaut (Epidermis) handelt es sich um mehrschichtig verhorntes Plattenepithel. Von oben/außen nach unten/innen besteht dieses aus einem Stratum corneum (Hornschicht), dem Stratum lucidum (Glanzschicht), dem Stratum granulosum (Körperschicht), dem Stratum spinosum (Dornenschicht) und dem Stratum basale (Basalschicht). Durch Ablösen der Hautschuppen wird die Epidermis ständig erneuert. Bei Stellen erhöhter Reibung bildet sich zudem eine Hornhaut. Epithel besitzt keine Durchblutung. Diese gibt es erst ab der Lederhaut (Dermis). Sie ist fest mit der Epidermis verbunden und besteht aus einem dichten Netz elastischer Kollagenfasern, die der Haut ihre Reißfestigkeit und Verformbarkeit geben. Histologisch unterteilt man die Dermis in zwei Schichten: Das Stratum reticulare (Netzschicht) und das Stratum papillare (Zapfenschicht). In der Dermis befinden sich weiterhin Nervenenden, Meissner-Tastkörperchen, Talgdrüsen (Glandulae sebaceae) und die Haarwurzeln. Die Unterhaut (Subcutis) besteht aus lockerem kollagenen Binde- bzw. Fettgewebe. Je nach Ernährungsstand sind die hierliegenden Adipozyten unterschiedlich groß. Das Fettgewebe ist für die Energiespeicherung und Wärmeisolierung zuständig und sorgt für die Verschiebbarkeit der Haut. Da es sich hierbei um den Hauptentzündungsraum handelt treten auch Ödeme, d. h. Wasseransammlungen in der Haut, hier auf.
Kann der Talg nicht aus den in der Dermis gelegenen, holokrin sezernierenden Talgdrüsen abfließen, können sich sog. Mitesser bilden. Siedeln sich nun noch Bakterien in den Talgdrüsen an, kann es zu chronischen Entzündungen (Akne vulgaris) kommen. Durch eine erhöhte Talgproduktion tritt Akne v. a. während der Pubertät auf und bildet sich dann meist zurück. Bei Eiter (Pus) handelt es sich u. a. um abgestorbene neutrophile Granulozyten, die sich im Rahmen einer Immunreaktion angesammelt haben. Nach Phagozytose von Erregern begeben sich Neutrophile meist in die Apoptose, was die enormen Eiter-Mengen beispielsweise bei Abszessen erklärt.
Da die Gürtelrose (Herpes zoster) durch die gleichen Viren wie die Windpocken (Varizella-Zoster-Viren) hervorgerufen wird, muss jeder Infizierte in seiner Vergangenheit schon einmal die Windpocken gehabt haben. Die Windpocken heilen, die Viren können aber im Körper in eine Arte „Ruhezustand" verfallen und bei Immunschwäche reaktiviert werden. Die Symptome sind ein rötlicher Hautausschlag mit kleinen Bläschen auf Gürtelhöhe. Eine andere Herpes-Form ist der gemeine Lippenherpes (Herpes labialis), der durch das Herpes-simplex-Virus hervorgerufen wird. Die Viren siedeln sich in den Spinalganglien des Rückenmarks an und können fortan dauerhaft reaktiviert werden. Aus diesem Grund lassen sich bei Ausbruch meist nur die Symptome bekämpfen, die Krankheit jedoch nicht heilen.
Muttermale und sog. Leberflecken sind wohl die häufigste benigne Fehlbildung der Haut. Es handelt sich um gutartige Wucherungen der pigmentbildenden Melanozyten. Sind sie an sich nicht schädlich, muss eine Abgrenzung von den malignen Melanomen vorgenommen werden. Da Melanozyten von Grund auf sehr mobil sind und durch die einzelnen Zellschichten der Haut wandern können, um ihren Farbstoff, das Melanin, abzugeben, metastasieren sie auch leicht.

7. Welche der folgenden Aussagen lässt sich oder lassen sich aus den Inhalten des Textes ableiten?

I. Die Zahl der Adipozyten des Unterhaut-Fettgewebes steigt mit Überernährung.
II. 1 m^2 Haut wiegen rund 6–7 kg.
III. Die Temperaturregulation erfolgt weniger über die Epidermis als die übrigen Schichten.
IV. Die Bezeichnung „mehrschichtig verhorntes Plattenepithel" bedeutet, dass mehrere Hornschichten existieren.

A) Aussagen I und II.
B) Aussagen II und III.
C) Aussagen III und IV.
D) Aussagen I, II und III.
E) Aussagen II, III und IV.

8. Welche Aussage zu den Gewebeschichten der Haut trifft zu?

A) Das Stratum basale der Dermis liegt am Übergang zur Epidermis.
B) Das Stratum granulosum ist ursächlich für die Verhornung der Haut.
C) Das Stratum spinosum liegt zwischen Glanz- und Körnerschicht.
D) Das Stratum reticulare und das Stratum papillare bilden zusammen die Dermis.
E) Die Dermis ist Teil der Subcutis.

9. Welche Aussage trifft zu?

A) Melanozyten befinden sich nur in der Dermis.
B) Meissner-Tastkörperchen befinden sich in der Epidermis.
C) Blutgefäße kommen in der Dermis nicht vor.
D) Adipozyten finden sich vermehrt in der Subcutis.
E) Die Haarwurzeln liegen in der Subcutis.

10. Welche der folgenden Aussagen lässt sich oder lassen sich aus den Inhalten des Textes ableiten?

I. Das Stratum spinosum enthält Ruffini-Körperchen.
II. Talgdrüsen sezernieren im holokrinen Modus.
III. Abszesse entstehen durch extreme lokale Immunreaktionen.
IV. Melanozyten können sich zu malignen Leberflecken oder benignen Melanomen entwickeln.

A) Aussagen I und II.
B) Aussagen II und III.
C) Aussagen III und IV.
D) Aussagen I, II und III.
E) Aussagen II, III und IV.

11. Welche Aussage zu Hautkrankheiten ist aus dem Text ableitbar?

A) Varizella-Zoster-Viren siedeln sich in den Spinalganglien an.
B) Varizella-Zoster-Viren bewirken eine Immunschwäche.
C) Mitesser entstehen durch den Stau von Eiter (Pus).
D) Herpes zoster und Herpes labialis werden durch verschiedene Viren hervorgerufen.
E) Windpocken können aus der Gürtelrose hervorgehen.

12. Welche der folgenden Aussagen trifft NICHT zu?

A) Bei Fettgewebe handelt es sich um den Hauptentzündungsraum.
B) Herpes labialis wird durch den Herpes-simplex-Virus hervorgerufen.
C) Die Schichten der Epidermis lauten der Reihenfolge nach Stratum corneum, lucidum, granulosum, spinosum und basale.
D) Eiter wird von den Glandulae sebaceae produziert.
E) Neben Adipozyten finden sich in der Subcutis lockere Kollagenfasern.

Text 3:

Als das erste hormonelle Verhütungsmittel wurde die Antibabypille erst unter dem Namen Enovid in den USA und später unter dem Namen Anovlar auch in Deutschland ein Riesenerfolg. Wurde die Pille vorerst nur als Mittel zur Behebung von Menstruationsstörungen verschrieben, sanken die Geburtsraten drastisch ab. Bereits fünf Jahre nachdem Enovid auf dem Markt erschienen war, nutzten es 41 % der verheirateten Frauen unter 30 Jahren. Diese Veränderung führte zu dem heute bekannten „Pillenknick", welcher den starken Abstieg der Geburten in dieser Zeit beschreibt.

Als chemische Botenstoffe regeln Hormone physiologische Vorgänge wie die Verdauung, das Wachstum oder auch unsere Gefühle. Gebildet werden sie in speziellen Drüsen, Geweben oder Zellarten. Durch das Blut gelangen sie dann in die Zielbereiche des Körpers, um dort verschiedene Prozesse zu steuern. Wo, welche und wie viele Hormone benötigt werden, regelt größtenteils der Hypothalamus. Auch das Heranreifen einer Eizelle und die dadurch ermöglichte Schwangerschaft ist ein Vorgang, der durch Hormone geregelt wird. Wichtig sind dabei v. a. die Geschlechtshormone GnRH (Gonadotropin releasing hormone; wird im Hypothalamus gebildet und bewirkt, dass andere Hormone – die Gonadotropine – freigesetzt werden.), LH und FSH (Luteinisisierendes Hormon und Follikel-stimulierendes Hormon; aus der Gruppe der Gonadotropine), Östrogene und Gestagene. Diese haben verschiedene Funktionen: GnRH sorgt für die Ausschüttung der Hormone LH und FSH. Durch LH und FSH kommt es zu der Bildung von Östrogenen, welche die Reifung einer Eizelle sowohl nach als auch vor der Befruchtung fördern. Dies geschieht, indem erst sehr viel GnRH und daraufhin große Mengen an LH und FSH ausgeschüttet werden. Diese Mengen von LH führen dann zur Ovulation, während FSH durch das von den Follikeln produzierte Inhibin gehemmt wird. Dies geschieht durch eine negative Rückkopplung der Hypophyse, der wodurch die FSH-Spiegel sinken. Gestagene sind für den Schutz der befruchteten Eizelle verantwortlich. Sie sorgen dafür, dass sich kein weiteres Ei mehr in der Gebärmutter einnisten kann, indem durch sie der Gebärmuttermund verschlossen wird.

Die Spermienundurchlässigkeit und die Verhinderung einer heranreifenden Eizelle ist das Ziel einer Verhütung und so bedient sich die Pharmazie der verschiedenen Hormone, um dieses Ziel zur erreichen. Ethinylestradiol ist ein Östrogen. Bei Einnahme von zusätzlichem Östrogen reagiert der Körper der Frau wie der einer Schwangeren, da bei einer Schwangerschaft mehr und mehr Östrogen ausgeschüttet wird. Von diesem Punkt an verhindert der Körper eine weitere Befruchtung von selbst. Levonorgestrel wirkt verhütend, da es die Ausschüttung von LH und FSH hemmt. Somit wird die Ausschüttung von großen Mengen an LH verhindert und dadurch auch der Eisprung gehemmt. Da es zudem ein Gestagen ist, wird bei der Einnahme das Sekret des Gebärmutterhalses dickflüssiger und den Spermien ist der Zugang zur Gebärmutter fast unmöglich. Levonorgestrel hat als synthetisches Gestagen eine starke Ähnlichkeit zu menschlichen Gestagenen.

Mit einem Pearl-Index von 0,1–0,9 gehört die „Pille" zu den sichersten Verhütungsmitteln. Der Pearl-Index beschreibt, wie viele Frauen von 100 pro Jahr trotz der Nutzung schwanger werden. Zudem nimmt oft die Dauer und Stärke der Menstruation ab, wodurch für mehr Wohlempfinden und Bequemlichkeit gesorgt wird. Da man bei der Nutzung der Antibabypille mithilfe von künstlich erstellten Hormonen in den natürlichen Hormonkreislauf der Frau eingreift, treten oft jedoch auch Nebenwirkungen auf, darunter Stimmungsschwankungen, Schweißausbrüche und Depressionen. Laut Packungsbeilagen gehören auch Kopfschmerzen, Zwischenblutungen und Schlafstörungen dazu. Zudem wird auch das Thromboserisiko erhöht.

13. Welche der folgenden Aussagen lässt sich oder lassen sich aus den Inhalten des Textes ableiten?

I. Die Antibabypille ist eine US-amerikanische Erfindung.
II. Enovid ist ein deutsches Produkt.
III. Erste Versuche, eine Antibabypille zu entwickeln, führten lediglich zu Präparaten, die Menstruationsstörungen entgegenwirken konnten.
IV. 41 % der Frauen unter 30 waren verheiratet und nutzten die „Pille" fünf Jahre nach ihrer Entwicklung.

A) Nur Aussage I.
B) Nur Aussage II.
C) Nur Aussage III.
D) Nur Aussage IV.
E) Keine der Aussagen.

14. Welche Aussage zum Hormonsystem trifft zu?

A) Die Hypophyse steuert den Hormonhaushalt des Menschen.
B) Haut- und Augenfarbe sind beim Menschen hormonell vermittelt.
C) Der Hypothalamus produziert selbst keine Hormone.
D) GnRH adressiert vermutlich Gonadotropin-freisetzende Zellen.
E) Es gilt: Je mehr GnRH, desto weniger FSH.

15. Welche Aussage zu den weiblichen Geschlechtshormonen trifft zu?

A) Gestagene verschließen den Gebärmuttermund.
B) LH und FSH sind Vorstufen der Östrogene.
C) Große Mengen an Östrogen führen zur Ovulation.
D) Inhibin ist der Gegenspieler von LH.
E) Inhibin wirkt am ehesten auf den Hypothalamus.

16. Welche der folgenden Aussagen lässt sich NICHT aus dem Text ableiten?

A) Levonorgestrel wird vom Menschen auch selbst produziert.
B) Bei Schwangeren ist der Östrogenspiegel erhöht.
C) Levonorgestrel hemmt den Eisprung.
D) Levonorgestrel ist ein Gestagen.
E) Gestagene erhöhen die Viskosität des Gebärmutterhals-Sekrets.

17. Welche der folgenden Aussagen lässt sich aus den Inhalten des Texts ableiten?

A) Menstruationsbeschwerden sind eine häufige Folge der Einnahme der „Pille".
B) Die „Pille" wirkt gerinnungshemmend.
C) Gewichtszunahmen sind mögliche Folgen der Einnahme der „Pille".
D) Von 1.000 Frauen, die die „Pille" nutzen, werden durchschnittlich 5 pro Jahr schwanger.
E) Frauen leiden häufiger an Depression als Männer.

18. Welcher Zusammenhang trifft zu?

A) GnRH steuert direkt die Östrogen-Freisetzung.
B) Inhibin hemmt FSH.
C) GnRH und LH/FSH werden gleichzeitig freigesetzt.
D) Levonorgestrel hemmt die Gestagen-Freisetzung.
E) Ethinylestradiol hemmt GnRH.

Text 4:

Das Rückenmark (Medulla spinalis) ist jener Teil des zentralen Nervensystems (ZNS), der innerhalb des Wirbelkanals verläuft. Als Teil des ZNS besteht es aus grauer und weißer Substanz, wobei anders als im Gehirn die graue Substanz innen und die weiße außen liegt.

Im zervikalen und lumbalen Bereich ist das Rückenmark makroskopisch verdickt, da die nervale Versorgung der Extremitäten besonders viele Neurone benötigt (Intumescentia cervicalis und lumbosacralis). Am kaudalen Ende verjüngt sich das Rückenmark kegelförmig zum Conus medullaris (Markkegel), dessen Spitze fadenförmig im Filum terminale endet. Da das Rückenmark langsamer wächst als der knöcherne Wirbelkanal steigt der Conus medullaris relativ gesehen im Laufe des Lebens auf („Aszensus"). Beim Kleinkind befindet er sich auf Höhe des Lendenwirbelkörpers (LWK) 3, beim Erwachsenen meist auf Höhe des LWK 1. Liquorpunktionen erfolgen daher beim Erwachsenen auf der Höhe LWK 3–4. Ab dem Conus beginnt die Pferdeschwanz-ähnliche Aufgliederung des Rückenmarks in die Spinalnerven des Sakralbereichs (Cauda equina).

Wie das Gehirn wird auch die Medulla spinalis von drei Meningen (Hirnhäuten) umgeben. Die Dura mater spinalis ist am Übergang von Gehirn zum Rückenmark an den Zwischenwirbelkörpern befestigt und reicht bis zum Sakralmark. Zwischen Periost des knöchernen Wirbelkanals und Dura befindet sich ein mit Fettgewebe und einem venösen Netz gefüllter Zwischenraum, der sog. Epiduralraum. Er ist nur beim Wirbelkanal, nicht jedoch im Gehirn physiologisch. Auf die Dura folgt unmittelbar die Arachnoidia mater spinalis. Unter ihr liegt der Subarachnoidalraum, in dem sich die Rückenmarksflüssigkeit befindet. Die Pia mater spinalis liegt dem Mark unmittelbar auf. Klinisch gibt es zwei Möglichkeiten, die Schmerzleitung zum Rückenmark zu unterbinden: die Epiduralanästhesie (EDA) und die Spinalanästhesie. Bei der EDA erfolgt die Applikation des Anästhetikums zwischen Wirbelkörper und Dura in den Epiduralraum, bei der Spinalanästhesie in das Nervenwasser zwischen Arachnoidea und Pia (Subarachnoidalraum). Durch das Fettgewebe breitet sich der Stoff wenig aus und die Innervation wird eher lokal lahmgelegt.

Ventral-mittig ist das Rückenmark durch die tiefe Fissura mediana anterior, dorsal durch den flacheren Sulcus medianus posterior unvollständig in zwei Hälften unterteilt. Beidseits des Sulcus medianus posterior liegt die paarige Arteria spinalis posterioris (ein Ast der Aa. inferiores posteriores cerebelli aus der A. vertebralis),in der Fissura mediana anterior die A. spinalis anterior. Als vorderste Rückenmarksarterie bildet sie sich aus den beiden Aa. vertebrales in Höhe der Pyramidenbahnkreuzung (Decussatio pyramidum) und verläuft anschließend nach kaudal.

Die graue Substanz des Rückenmarks ist unterteilt in ein motorisches Vorderhorn (Somatomotorik) und ein sensorisches Hinterhorn (Somatosensibilität). Auf Höhe des thorakalen, lumbalen und sakralen Marks finden sich zudem vegetative Seitenhörner (Viszeromotorik). Die weiße Substanz kann in drei Stränge unterteilt werden: den Funiculus anterior (Vorderstrang), den Funiculus lateralis (Seitenstrang) und den Funiculus posterior (Hinterstrang). In der weißen Substanz verlaufen dabei auf- und absteigenden Bahnen. Absteigende Bahnen findet man im Funiculus anterior und lateralis. In letzterem liegt beispielsweise der Tractus corticospinalis, der die Fasern der Pyramidenbahn enthält. Diese entspringt im Bereich des Gyrus praecentralis und steigt über die Corona radiata, die Capsula interna und durch den Hirnstamm ab; es handelt sich also um Projektionsfasern. Auf Höhe der Medulla oblongata kreuzen 80 % der Fasern zu Gegenseite (Decussatio pyramidum). Die übrigen 20 % kreuzen erst später in der Commissura alba anterior. Die Fasern laufen dann im Tractus corticospinalis lateralis nach kaudal und gehen mit α-Motoneuronen synaptische Kontakte ein. Die Pyramidenbahn dient also der Willkürmotorik. Eine Schädigung, z. B. durch einen Apoplex, führt zunächst zu einer schlaffen Lähmung (Parese), die nach einer kurzen Periode zu einer spastischen Lähmung wird. Andere motorische Bahnsysteme, die nicht auf Höhe der Pyramide kreuzen, nennt man extrapyramidales System.

19. Welche Aussage lässt sich aus dem Text ableiten?

A) Während Liquorpunktionen beim Erwachsenen auf Höhe der LWK 3–4 erfolgen, müssten diese beim Kind an einer tiefergelegenen Stelle erfolgen.
B) Die Spinalanästhesie erfolgt in den Subduralraum.
C) Bei der Pyramidenbahn handelt es sich um eine somatosensible Bahn.
D) Das Gehirn ist von zwei Hirnhäuten umgeben.
E) Das Gehirn verfügt physiologischerweise über einen Epiduralraum.

20. Welche Aussage zum Rückenmark trifft NICHT zu?

A) An den Abgängen der Nerven zu den Extremitäten ist das Rückenmark lokal verdickt.
B) Bei der Pyramidenbahn handelt es sich um Assoziationsfasern.
C) Nach einem Schlaganfall (Apoplex) kann eine zunächst schlaffe in eine spastische Lähmung übergehen.
D) Die Seitenhörner des Rückenmarks befinden sich nicht auf dessen gesamter Länge.
E) Die A. spinalis wird von den beiden Aa. vertebrales gebildet.

21. Die Pyramidenbahn ...

A) ... läuft im motorischen Vorderhorn.
B) ... ist das einzige motorische Bahnsystem in der Medulla spinalis.
C) ... kreuzt vollständig in der Decussatio pyramidum.
D) ... läuft im Tractus corticospinalis.
E) ... wird von der A. carotis interna mit Blut versorgt.

22. Welche der folgenden Aussagen lässt sich oder lassen sich aus den Inhalten des Textes ableiten?

I. Die Pia mater spinalis liegt dem Rückenmark unmittelbar auf.
II. Der Sulcus medianus posterior ist tiefer als die Fissura mediana anterior.
III. Zwischen Dura mater spinalis und Arachnoidea mater spinalis findet sich Nervenwasser (Liquor cerebrospinalis).

A) Nur Aussage I.
B) Nur Aussage III.
C) Aussagen II und III.
D) Aussagen I und III.
E) Keine der Aussagen.

23. Welche der folgenden Aussagen lässt sich oder lassen sich aus den Inhalten des Textes ableiten?

I. Die Intumescentia thoracalis ist dicker als andere Abschnitte des Rückenmarks.
II. Im Rückenmark liegt die graue Substanz außen (Kortex).
III. Die Cauda equina besteht nur noch aus grauer Substanz.
IV. Gravierende Schädigungen des Rückenmarks führen zunächst zu Paresen.

A) Keine der Aussagen.
B) Nur Aussage II.
C) Nur Aussage IV.
D) Aussagen I und II.
E) Aussagen I und IV.

24. Welche Aussage zur Blutversorgung des Rückenmarks trifft NICHT zu?

A) Auf der Vorderseite des Rückenmarks befindet sich nur eine Arterie, auf der Rückseite zwei.
B) Die A. spinalis anterior ist nicht paarig.
C) Die Aa. vertebrales bilden die A. spinalis.
D) Die Decussatio pyramidorum bezeichnet die Kreuzung der Aa. vertebrales.
E) Eine Verstopfung von Rückenmarksarterien kann letztendlich zu einer spastischen Lähmung führen.

KAPITEL

2 Lösungen

Übungsset 1

Übung	Lösung	Übung	Lösung	Übung	Lösung
1	E	9	B	17	E
2	D	10	A	18	D
3	A	11	D	19	B
4	C	12	B	20	B
5	C	13	D	21	E
6	B	14	C	22	E
7	C	15	C	23	A
8	B	16	C	24	D

Übungsset 2

Übung	Lösung	Übung	Lösung	Übung	Lösung
1	B	9	D	17	E
2	A	10	A	18	C
3	B	11	C	19	B
4	D	12	D	20	E
5	E	13	E	21	B
6	A	14	C	22	A
7	E	15	B	23	C
8	B	16	C	24	B

Übungsset 3

Übung	Lösung	Übung	Lösung	Übung	Lösung
1	C	9	D	17	E
2	C	10	B	18	D
3	B	11	B	19	C
4	D	12	C	20	C
5	A	13	B	21	A
6	D	14	C	22	A
7	E	15	D	23	B
8	B	16	E	24	D

Übungsset 4

Übung	Lösung	Übung	Lösung	Übung	Lösung
1	C	9	E	17	D
2	E	10	E	18	A
3	D	11	C	19	E
4	D	12	D	20	C
5	D	13	D	21	B
6	E	14	E	22	A
7	D	15	B	23	A
8	B	16	D	24	A

Übungsset 5

Übung	Lösung	Übung	Lösung	Übung	Lösung
1	D	9	E	17	E
2	A	10	D	18	C
3	C	11	A	19	C
4	B	12	B	20	E
5	B	13	E	21	B
6	B	14	C	22	A
7	B	15	D	23	A
8	D	16	B	24	C

Übungsset 6

Übung	Lösung	Übung	Lösung	Übung	Lösung
1	E	9	E	17	A
2	E	10	A	18	C
3	B	11	A	19	B
4	D	12	D	20	A
5	B	13	E	21	B
6	C	14	D	22	E
7	C	15	B	23	A
8	B	16	D	24	E

Übungsset 7

Übung	Lösung	Übung	Lösung	Übung	Lösung
1	C	9	E	17	E
2	C	10	B	18	A
3	D	11	D	19	B
4	D	12	C	20	D
5	C	13	D	21	C
6	A	14	D	22	A
7	C	15	C	23	C
8	B	16	E	24	D

Übungsset 8

Übung	Lösung	Übung	Lösung	Übung	Lösung
1	B	9	D	17	D
2	D	10	B	18	B
3	E	11	D	19	A
4	C	12	D	20	B
5	C	13	E	21	D
6	A	14	D	22	A
7	B	15	A	23	C
8	D	16	A	24	D